扬帆启航
勇于探索

青少年中医药科学
创新人才培养实践

名誉主编　徐建光

主　编　李　赣　洪　芳

副主编　张　彤　侯剑伟　吴　平　沈玉婷

编　委（按姓氏笔画排序）

丁　越	干仲元	王立娟	王枭宇	兰继平
闫少庆	孙　佳	李　赣	吴　平	邹　璐
宋　毅	张　永	张伟妃	张宇奇	张　彤
陈　丹	陈连靖	赵文军	查建林	侯剑伟
洪　芳	晋　永	徐　莹	徐　鸽	郭春荣
浦益琼	黄景山	龚永昌	董　杨	蒋嘉烨
韩　涵	楚　敏	路　璐	黎　哲	

复旦大学出版社

主编简介

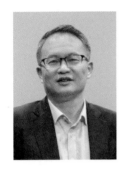 李 赣 上海中医药博物馆馆长兼支部书记，博士，副研究员，硕士生导师，上海中医药大学文化科普专家。中国民族医药学会第四届理事会理事，上海市中西医结合学会第二届医学科普专业委员会副主任委员、上海浦东新区科普基地联合会理事长。荣获"上海市新长征突击手""上海市卫生系统先进工作者""上海市医务青年管理十杰"等称号。致力于中医药教育、文化传播、科学普及体系的建立与实践，先后承担上海市"科技创新行动计划"3项，教育科研项目2项，研究内容入选了《中国健康产业蓝皮书（2021版）》。近年荣获上海科普教育创新奖科普贡献奖（组织）一等奖、上海市科学技术奖科学技术普及奖一等奖、上海市教学成果奖特等奖、国家级教学成果奖一等奖、2023年首届上海市科创教育年度人物提名奖、第二届上海市健康科普杰出人物提名奖。指导大学生团队获第十三、十四届"挑战杯"全国大学生创业计划竞赛上海市金奖。

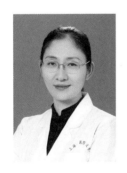 洪 芳 中共党员，博士，上海中医药大学高级实验师，中医药文化科普宣传专家团成员，中小学中医药特色示范性基地科普宣传专家团成员。中国中西医结合学会诊断专业委员会青年委员，上海市中西医结合学会诊断专业委员会青年委员。先后承担并参与国家级、省部级等各级科研课题10项，发表学术论文40余篇。担任《中医诊断学》《医学基础实验室基本知识和操作》《帕金森病中西医结合诊疗与康复》编委。获国家级教学成果奖一等奖1项，上海市教学成果奖特等奖1项、一等奖2项。获上海市科技进步奖一等奖1项、二等奖1项。

序

　　习近平总书记把创新作为推动文明进步的"重要力量",强调指出,"创新始终是一个国家、一个民族发展的重要力量,也始终是推动人类社会进步的重要力量"。特别是在新一轮科技革命和产业变革深入发展的当下,加快建设科技强国,实现高水平科技自立自强,是我们实现中华民族伟大复兴的必由之路。

　　青少年是祖国的前途、民族的希望、创新的未来。让更多的青少年迷上科学、热爱科学进而投身科学,一个国家的创新动力和科技实力才能长盛不衰。投身科学就像是一场对于未知世界的探险,需要拥有知识、能力的储备,需要保持求真、求是的态度,还需要超乎常人的执着、专注以及报国为民的精神,而这也是我们科技创新教育中最为关注的。

　　本书正是基于这样的理念,围绕青少年科技创新核心要素进行内容组织,以中医药研究为主题,通过中医药实践工作站优秀案例展示,对青少年科技创新教育和科研实践训练的概念、方式等做了深入浅出的阐释,对指导青少年科技实践活动具有一定的指导意义和参考价值。纵观全书,不仅总结了青少年科技创新教育的理论内涵,也是对青少年科学素养提升、科研实践体验、科技创新探索等方面具体实践的经验总结。本书不仅有理论深度,还有可操作的方法和丰富鲜活的案例。

　　殷切期望看到本书的青少年朋友,能够从师长的思考、同辈的体验中获得灵感,早日叩响通往科学神秘国度的兴趣之门。也许未来成为科学家的只有少数人，但只要我们具备了科学家精神，便拥有了可以战胜一切困难的勇气和力量。

上海中医药大学副校长

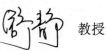 教授

当今世界正经历百年未有之大变局。当前,信息技术、生物技术、新能源技术、新材料技术等交叉融合,正在引发新一轮科技革命和产业变革,重大颠覆性创新正在推动人类社会发生深刻变革。而新一轮科技革命和产业变革的深入发展,使科技创新对经济社会发展的作用变得前所未有地重要。

面对挑战,我国近年来深入实施科教兴国战略、人才强国战略、创新驱动发展战略,一体推进教育发展、科技创新和人才培养。少年智则国智,少年强则国强。青少年作为祖国和民族未来科技创新的希望,科学素养是青少年全面发展的核心素养之一,对青少年的科技教育是落实国家战略。

在此背景下,2016 年起,上海市教育委员会、上海市科学技术委员会整合利用高校、科研院所、社区等多方资源,校内外联合,跨界别联动,在全市范围内组织实施"上海市青少年科学创新实践工作站"项目。上海中医药大学中医药实践工作站成为首批 25 个"上海市青少年科学创新实践工作站"之一。上海中医药大学以提高青少年科学素质与培养中医药科技创新后备人才相结合为目标,以"中医本色,创新并重"为核心理念,通过搭建高校教学、科研资源共享平台,研发制订适合高中生的科学研究小课题(含科学实验课程)。向高中生介绍科研最新发现、展示科技创新成果,使其了解必要的科技知识、掌握基本科学方法、树立正确的科学思想和科学精神,培育学生创新精神、提高高中生科技创新综合素质,为青少年中医药科技创新人才的培养、成长和选拔提供重要途径。

本书在编写过程中主要依托上海市青少年中医药科学创新实践工作站、上海中医药博物馆、"培养中医药未来科学家"馆校合作育人平台,利用中医药行业中的科学研究,完善青少年科创实践课程,开展青少年中医药科普和科创教育。书中内容分为四部分:青少年科技创新的意义、青少年科技创新的发展与现状、上海中医药大学中医药实践工作站实验基本知识与技能、上海中医药大学中医药实践工作站研究课题项目。书中对上海市青少年创新实践工作站的组织和实施、科技创新活动基本知识和技能、国内外常见科技赛事、中医药实践工作站优秀案例等进行了梳理和展现。

本书编委由中医学、中药学、中西医结合学、针灸推拿学各学科专家组成,是上海市青少年科学创新实践工作站(中医药实践工作站)、2024年度上海市科技创新行动计划"青少年的中医药科创教育机制建设与实践(24DZ2301800)"、2024年度上海市教育科学研究一般项目"高校中医药博物馆服务教学策略研究(C2024107)"的阶段性成果。

本书介绍了丰富的青少年科技创新活动的理论、实践方法与课程、创新案例与感想收获等全过程内容,可以为关注和参与青少年科技创新活动的教育管理部门、一线教育工作者、青少年读者提供有益的参考和帮助。

目 录

青少年科技创新的意义

科技是国家强盛的基石，创新是民族进步的灵魂。中国共产党第二十次全国代表大会提出，要加快实现高水平科技自立自强，为中国下一阶段经济发展定下了以科技创新驱动高质量发展的基调，明确了科技创新在未来经济发展中将扮演关键角色。在《中华人民共和国国民经济和社会发展第十四个五年规划》中，强调了我国要实现高质量增长，成为科技强国的目标。

对中国而言，技术自主创新的重要性比以往任何时候都要突出。未来，中国将进一步加大对基础研究、前沿研究和先进技术领域的支持力度，加强知识产权保护，并更加积极地鼓励技术创新。

"少年智则国智，少年强则国强，少年富则国富。"青少年科技创新活动是提升我国青少年科学素质的重要途径，也是国家提升科技竞争力的关键环节。大众创业、万众创新已成为国家战略，为新时代青少年追求中国梦和科学梦提供了良好的平台。

近年来，中共中央办公厅、国务院办公厅印发了《关于进一步减轻义务教育阶段学生作业负担和校外培训负担的意见》。这项"双减"政策旨在减轻学生的学业和课外负担，同时进一步丰富和提升青少年的教育内容与水平，促进学生的全面发展和健康成长。这一政策文件的发布，标志着一场中长期教育变革的开始，它也将为促进青少年科技创新活动发挥积极作用。

2023 年 5 月，教育部等十八部门联合印发了《关于加强新时代中小学科学教育工作的意见》，以推动科学教育各项措施全面落地，提出健全大中小学及家校社协同育人，全面提升中小学生科学素养。

第一节 青少年科技创新的内涵

随着科技的快速发展以及我国作为创新型国家的快速崛起,"创新"已成为新时代的核心词汇。创新不仅涉及创新想法的产生,还包括这些想法的推广、发展以及执行方案的实施。创新过程是漫长且需要持续激励的,要取得成功的创新成果,往往依赖于社会的整体积累、科学传统的积淀、学术思想的积累以及个人经历的积累等,这些因素对创新过程的顺利进行具有深远的影响。

科技活动,即科学技术活动的简称,通常指的是与自然科学、工程和技术、医学、农业科学、社会科学等科学技术领域中科技知识的产生、发展、传播和应用密切相关的一系列系统活动。

"青少年科技活动"是我国科技界和教育界通用的专业术语,它以青少年为主体,旨在普及科技知识、推广科学方法、传播科学思想、弘扬科学精神。这类活动通常由教育系统、科技协会和其他社会组织举办,学生在课余时间参与。它包括校内和校外的科技活动,但不涵盖课堂教学中的科技内容,因此也被称为"青少年课外科技活动"。随着以"互联网+"为代表的深度数字化的兴起,以及"极客"和"创客"等群体在新硬件时代的活跃,青少年科技创新活动越来越受到社会各界的关注和重视,它已经成为培养中华民族伟大复兴所需的创新人才的重要途径。

 青少年与科技创新

(一)"创新"定义

"创"字的本义是开辟,而"新"是与"旧"相对的概念,所以"创新"意味着开拓前所未有的新局面。对于个人来说,面对新情况和新问题是一种常态,必须学会适应和解决,无法回避。否则,就无法继续前进。当遇到新情况和新问题时,人们会尝试从过去的经验中找到解决方案。如果过去的经验不再适用,人们就会尝试新的方法,开始创新认知模式。一旦成功,就会形成新的认识,并可能导致行为方式的变化。可以说,只要人们想要适应环境的变化,就必须创新自己的认识方式,并改变自己的行为方式,否则就无法成长和发展。

创新是指人们为了满足发展需求,利用已知的信息和条件,打破常规,发现或创造新颖、独特且有价值的新事物或新思想的活动。创新的本质是突破,即打破旧的思维定势和常规戒律。创新活动的核心是"新",它以现有的思维模式为基础,提出与众不同的见解,利用现有的知识和物质资源,在特定环境中,以理想化的需求或满足社会需求为导向,改进或创造新的事物、方法、元素、路径和环境,从而获得有益的成果。

创新是推动国家和民族发展的重要力量,也是推动人类社会向前发展的重要力量。"推动要素集合,推动协同创新,形成创新力量"已成为我国加快实施创新驱动发展战略的关键。

创新驱动实质上是人才驱动。为了培育创新文化,形成支持创新创业的社会氛围,需要开展启发式、探究式、研究式教学方法改革,弘扬科学精神,营造鼓励创新、宽容失败的创新文化。同时,需要改进创新型人才培养模式,增强科技创新人才的后备力量。改革基础教育培养模式,尊重个性发展,强化兴趣爱好和创造性思维的培养。发展众创、众筹、众包和虚拟创新创业社区等多种形式的创新创业模式,研究制定发展众创空间、推进大众创新创业的政策措施。加强科学普及,推进科普信息化建设,创新科技宣传方式,加大对重大科技创新工程、重大科技活动、优秀科技工作者、创新创业典型事迹的宣传,营造全社会崇尚科学、尊重创新的文化氛围和价值理念。

(二) 青少年各阶段特点

1. 初中阶段特点

初中阶段的学生处于 12～16 岁之间,这个时期随着生理和心理的快速发展,他们进入了青少年发展阶段。在这个阶段,学生的思维开始经历显著的变化。尽管许多学生在感觉、知觉、记忆、情感和意志等方面仍保留着小学阶段的特点,但他们的思维特点已经开始从形象思维向抽象思维转变,并且逻辑思维能力正在初步形成。

同时,初中生的独立性和个性差异也发展到了一个新的水平。他们不再仅仅满足于老师讲授的知识和课本上的内容,有时甚至会提出与老师或课本不同甚至相反的观点和意见。根据皮亚杰的认知发展阶段理论,初中阶段的学生已经进入形式运算阶段。这个阶段的学生能够提出假设并进行论证和判断,他们能够通过推理来考虑可能的变化形式,并据此得出结论。此外,他们还能够进行因素分析和科学实验,从而解决研究问题。在这个阶段,初中生已经初步具备了进行科学创建和理论创新的能力。

2. 高中阶段特点

高中阶段是青少年个性形成和自主发展的关键时期,是从未成年走向成年的过渡期,在人的一生中具有非常重要的意义。高中阶段的教育承担着育人、升学、就业等多重任务,在教育体系中发挥着承上启下的作用。因此,世界各国,尤其是发达国家都将高中教育视为提高国民素质的关键阶段。我国《普通高中课程方案(2017 年版)》概括了各学科的"核心素养",明确了学生应达成的正确价值观念、必备品格和关键能力。中国学生发展核心素养研究课题组指出,高中阶段是逐步形成个人终身发展和社会发展所需的必备品格和能力的关键学段。

高中阶段是人的创新意识、创新思维、创新能力发展的关键时期,也是创新人才培养的重要时期。在这一阶段,学生的身心发展趋于成熟,自我意识逐渐增强,个性逐步形成,是培养创新意志品质的黄金时期。同时,高中生的创造想象力逐步提升,抽象思维逐渐敏锐,批判性思维日渐提高,辩证思维得到显著发展,是培养创新思维的关键时期。这一时期的学生语言能力也得到了较大的发展,能够熟练运用语言来表达自己的思想、阐述各种问题;而且,他们的智力发展已接近成熟,学习活动已经达到一个较高的水平。因此,高中阶段是培养学生自主学习能力,引导学生从事创新活动,提高学生创新能力的重要时期。

自 21 世纪以来,国家不断推动教育改革和发展,充分重视创新人才培养。《国家中长期教育改革和发展规划纲要(2010—2020 年)》实施以来,高中教育在教学方式、学习方式以及高中生的学习态度、学习习惯等诸多方面取得了明显进步。教育部门采取了一系列政策措施,青少年的创新能力得到了极大提升。近年来的研究表明,中国和美国的教师在利用课堂教学培养学生创新能力方面没有显著差异。我国教育系统对青少年创新能力培养的重视,已使得在校学生有了更好的创新表现。

高中阶段的青少年是创新教育的主体,也是未来创新性发展的主体,其创新能力的培养是内、外因素交互作用的结果。从内部视角看,青少年往往对时代性、创新性、外来知识具有更强的敏感性和包容度,能够掌握新技术,迅速吸收新知识,并进行创造性的再生产和传播。激发创新内在发展动力是创新人才早期培养的核心要素,个体的兴趣潜能、知识背景、认知能力、人格动机等都是创新人才发展过程中需要充分关注的因素。从外部视角看,创新人才培养不仅需要培养目标、教学方法、师资队伍等优质的"教育土壤",也与家庭、学校、社会、团队等外部环境密切相关。

(三) 对青少年创新活动的认识

创新能力源于人的试错学习能力,而人生本身就是一个不断试错并不断超越的过程。人的创新动力就在于不满足于已有水平而不断地超越。因此,创新的本质就是不断超越。

在青少年的创新活动中,创新首先是找到个性潜能的发展方向,即发现自己的真正兴趣所在。因此,青少年创新教育活动的目标就是要发现每个人的个性潜能并创造条件使之最大程度地发挥,培育各种有利于个性潜能发展的条件,使青少年具有充分的自我探索机会。创新创业能力是一种探究知识、应用知识和解答现实问题的能力。人们正是在对真实世界认识的过程中发现了世界的不完美之处,从而产生了使它完美起来的冲动,创造力一般就产生于这种冲动。

科学研究致力于解决现实中存在的问题,因此对青少年进行科研能力的培养实际上就蕴含了创新创业能力的培养。创新创业的目的是使用科学的方法来解决社会发展面临的问题,造福人类自身。所以,在对青少年创造力的培养中,首先就是要使青少年真切地意识到问题的存在,然后引导他们去寻找真正的问题所在,进而鼓励他们去寻找问题的根源,继而激发他们去寻找解决问题的方法或对策,最后是督促他们反思自己的思考过程和所提对策是否真正经得起考验。所以,具有问题意识是第一步,只有这样才能真正激发其探究欲望;发现真正的问题是第二步,找到问题是创新的根源;科学地分析问题是第三步,只有科学地分析问题,才能找到合理的对策;提出解答问题的方案是第四步,这实际上就是一个尝试错误的过程,也是提出假设的过程;实践并进行反思总结是第五步,这是对假设的验证过程,从而也是确立新认知的过程。

对青少年而言,只有通过发现问题、分析问题和解答问题的过程才能真正训练思维能力,因为它可以考验青少年对问题的把握程度,对所学知识的理解程度和运用能力,特别是青少年运用自身经验解答问题的能力。一般而言,一个人对问题的把握能力与个体的直接经验具有紧密的联系,如果之前遇到类似的情境,就很容易把之前的经验迁移过来。可以说,亲身体验具有移情的作用,影响人的直觉判断,从而直接影响到对问题解决方案的寻找。由于青少年比较缺乏社会实践,所获得的亲身体验有限,对问题的思考往往是平面的,缺乏立体感,因而找不到真正的问题,也很难针对问题的症结,提出合适的对策或假设。这说明,要培养青少年的创新创业能力,就必须加强实践教学环节,增加青少年的直观体验,这种体验不仅能够加强青少年对知识的深度理解,也能够加强青少年发现问题和分析问题的能力,间接地提升青少年解决问题的能力。所以,如果在青少年创新活动中加强青少年科学思维训练,就可以大大地提升人才的创新能力,特别是能够培养青少年的自信心。正是这种尝试与检验,促进了个体创新创业能力的提升。故而,一旦人们形成了科学思维的习惯,其创新创业能力就在不自觉中得到了提升。

加强青少年科技创新工作,培养青少年科学精神、创新意识和实践能力,可以采取以下措施:一是坚持以人为本、推进素质教育,解决好"培养什么人""怎样培养人"的重大问题。重点是面向全体学生,促进学生全面发展,着力提高学生服务国家、人民的社会责任感,培养勇于探索的创新精神和善于解决问题的实践能力。二是重视中小学科学教育,这是基础教育的重要内容,是素质教育的重要组成部分,是培养高素质劳动者、各级各类专门人才和拔尖创新型人才的基础,没有高水平的中小学科学教育,不可能谈及科技人才的培养。三是坚持能力为重,优化青少年知识结构,丰富社会实践,强化能力培养。着力提高学生的学习能力、实践能力、创新能力,教育学生学会知识技能,学会动手动脑,学会生存生活,学会做事做人,促进学生主动适应社会,开创美好未来。四是创新人才培养模式,遵循教育规律和人才成长规律,深化教育教学改革,创新教育教学方法,探索多种培养方式,形成各类人才辈出、拔尖创新人才不断涌现的局面。五是注重学思结合,倡导启发式、探究式、讨论式、参与式教学,帮助学生学会学习。激发学生的好奇心,培养学生的兴趣爱好,营造独立思考、自由探索的良好环境。充分发挥现代信息技术作用,促进优质教学资源共享。六是注重知行统一,坚持教育教学与生产劳动、社会实践相结合。开发实践课程和活动课程,增强学生科学实验、生产实习和技能实训的成效。充分利用社会教育资源,开展各种课外、校外活动,加强中小学校外活动场所建设。加强学生社团组织指导,鼓励学生积极参与志愿服务和公益事业。七是注重因材施教,关注学生的特点和个性差异,发展每一个学生的优势潜能。

二 科技创新核心素养的内涵

科学素养不仅重视对一定程度的科学知识和科学技能的掌握,还要求公民能够理解科学研究的思路,重视对科学观念、科学价值的认同。随着人类知识的极大丰富和专业化分工的不断提高,以及发展中对"人"的更加重视,科学素养从对具体技能的掌握转向对"核心素养"的强调,更注重知识、技能、态度等要素的超越和整合,形成一整套可以被观察、教授、习得和测量的行为。

2003 年,经济合作与发展组织(Organization for Economic Cooperation and Development,OECD)发布了题为《核心素养促进成功的生活和健全的社会》,将核心素养定义为:"在特定情境中,通过调动认知与非认知的心理社会资源,从而成功满足复杂需求的能力。"2012 年,美国国家研究理事会(National Research Council)的"界定深度学习和 21 世纪技能委员会"在研究报告《为了生活和工作的教育:在 21 世纪发展可迁移的知识与技能》中指出:核心素养是学生能够彻底地理解内容知识并能够识别在新的情境中何时、如何和为什么运用这些内容知识去解决新问题的能力。

从核心素养内涵的国际共识来看,核心素养是指学生能够彻底地理解内容知识并能够识别在新的情境中何时、如何和为什么运用这些内容知识去解决新问题的能力。OECD、美国国家研究理事会对核心素养内涵的定义,更多地指向基于情境性知识运用解决问题的高阶能力,知识迁移性、问题解决能力成为理解核心素养内涵的关键词。

创新教育的目标模式转变为综合性"科学素养"的培育是目前世界各国实践推动的方向。欧盟提出科学"核心素养",美国强调 4 个"超级核心素养",我国于 2006 年发布《全民科学素质行动计划纲要(2006—2010—2020 年)》,科技创新素养都是其中的关键核心要素。"科技创新素养"的概念内涵包括素质积累、创新意识、创新精神和创新能力。

素质积累是指知识、技能、经验等方面的积累,是创新的必要前提。它主要考查学生对其感兴趣的某方面的知识、技能和实践的了解程度,是否进行了刻苦的学习和钻研,是否具有专博结合的科技素养和良好的文化素养。

创新意识是具有创新性的个性品质,是对创新活动的自觉认识和自主意识,是创新的原动力。它主要考察学生的兴趣、爱好、需要、动机,如强烈的成就动机、求学上进的意识、创新欲和求知欲等。具有创新意识的学生有远大的人生奋斗目标,有高度的自觉性和自制力,能够积极主动地使自己的行动服从于奋斗的目标,克服和战胜一切困难,自强不息,拼搏进取。

创新精神是创新性的个性心理,是创新的有力保障。它主要考察学生的质疑与批判精神、探索与求实精神、拼搏与坚韧精神、冒险与牺牲精神、独立和自主精神、团结与协作精神等。具有创新精神的学生不迷信书本,不迷信权威,敢于质疑,对身边的事物充满好奇心并努力寻求答案。他们在复杂和意外的情况下判断迅速、坚定果敢,在困难面前顽强坚韧,并且满怀信心、持之以恒地迎战前进道路上的各种困难;他们善于总结经验教训,积极向上,对未来充满激情。

创新能力是认识事物、分析解决问题时所需要的能力,是创新的决定性因素。它主要考察学生的观察能力、判断能力、记忆能力、想象能力、模仿和探索能力、思维能力、组织协调能力、自学能力、交流表达能力等。具有创新能力的学生能从多角度去思考问题,突破逻辑推理的限制,利用局外信息去发现解决问题的途径。他们能够做出异乎寻常的反应,能及时放弃无用的旧方法,采用有效的新方法,对事物做出新的诠释。

基于培养创新核心素养的几种教学理论

(一) 情境认知理论

情境认知观点起源于 20 世纪 80 年代,其早期研究受到了杜威、维果斯基、列昂杰夫等学者的启发。例如,维果斯基的活动理论认为,认知首先通过在社会情境中开展智慧活动,然后内化得以发展。20 世纪 80 年代,情境认知观点被誉为"第二代认知科学",标志着一种新范式的出现。情境认知观点认为,认知过程是由情境建构、指导和支持的,个体的心理活动通常在特定情境中进行。该观点认为认知加工的性质取决于所处的情境,不能脱离情境孤立地研究。人类行为具有可变性,极大地依赖于当时的具体环境。情境认知理论深入探讨了情境对知识意义的影响,旨在弥合知识与情境、知识与生活世界的割裂,其基本观点是学习难以与情境中的实践相分离,共同反对的是客观主义知识观和经验主义信条。

情境认知理论作为一种理论性的路径,提出学习仅发生在个体正在做的事情过程中。情境认知理论的核心在于回应知行关系,即"知道什么"与"知道如何"的分离与割裂,提出"知与行是连续的,而不是离散的,我们不可能脱离实践而完全地理解知识。"正如杜威所说:"认为积累起来的知识即使不应用于认识问题、解决问题,以后也可以由思维来随意地自由运用,这是十分错误的。一些博学多识的人,却时常陷入一大堆知识中不能自拔,这是因为他们的知识是靠记忆得来的,而不是靠思维的参与得来的。"可见,只有经过思维、探究和知识运用而获得的知识才具有使用价值,才能够被学习者迁移和有效运用。

基于情境认知理论来理解核心素养,可以洞察到核心素养的情境性和整体性。"素养是一个整体性和有机性概念,包括复杂需求、心理社会资源(包括认知、动机、道德)以及素养可能发生于复杂系统情境中。"有学者指出,"核心素养始于生活情境,用于生活情境,永远活在生活情境中。所以核心素养不是终点或产品,而是一个过程,在过程中不断生成,因其发挥的特定时空脉络而实质化。"然而,将素养视为脱离情境的外部表现,体现出从外部、结束的视角描述核心素养,其症结在于并未全然理解核心素养的外在表现是知识运用的情境性副产品,外在表现与核心素养之间有着复杂的情境性关系。简而言之,基于情境认知理论理解核心素养,旨在理解核心素养的情境实质,并创造性地提出一种情境取向的核心素养观。这一取向的核心素养理解,一方面强调情境不仅是附属角色的环境与条件,核心素养本身是情境性产物;另一方面有助于澄清核心素养发展的情境认知路径。

(二) 认知多样性理论

众多心理学研究者认为,创造性是可以培养的。学生个性及其内在动机的形成,对创造力的发展至关重要。据此我们不难推断:人人都有创造力,学生的个性化发展是创新与创造的源泉;创新与创造能力不是少数人的"特权",每个人都能够以自己独特的方式解决问题、实现创新。荣格的人格类型理论和科顿的适应-创新理论从认知多样性的视角为创新教育的普及提供了可靠的理论依据。

荣格根据不同的人格倾向把人格划分为 8 种类型。根据荣格、迈尔斯、布里格斯以及其他研究者的阐释,人格被描述为四个维度、两两相对的特征,即外倾-内倾、感觉-直觉、思维-情感、判断-知觉。每个人都天生地具有内在的、稳定的偏好。这些倾向显示了人与人之间的差异，这些差异产生于：他们把注意力集中于何处，动力来源在哪里（外向、内向）；他们以怎样的方式认识世界（感觉、直觉）；他们做决定的方法和依据是什么（思维、情感）；他们如何看待外在世界或者具有什么样的生活态度（判断、知觉）。上述四个维度会形成不同组合，根据个人在每个维度上的不同表现以及各个维度上的人均指数和相对指数的大小，分析和解释个人偏好。

科顿的适应-创新理论根据认知风格，把人分为适应者和创新者两类。适应者倾向于"把事情做得更好"，而创新者倾向于"把事情做得与众不同"。换言之，适应型的人倾向于遵从现有规范和组织制度，被动地等待机会；而创新型的人则主动突破现有规范和框架，从全新角度思考问题、解决问题。适应-创新理论基于两个前提：①所有人都具有创造力；②所有人都解决问题。该理论认为所有人的认知风格不尽相同，这对于解决问题的过程和结果有很大影响。认知风格的差异存在于一个连续的范围之中，从适应较强的一端到创新较强的另一端。

荣格的人格类型理论承认人格差异以及个人内在偏好的多样性。由于创新能力依赖于个性潜能的有效发展，因此，培养学生创新能力只能顺势而为，在识别学生个性偏好的基础上施加有利于个性发展的影响，即把偏好发展为自身优势；在此基础上帮助学生吸收新知识、新方法，养成创新思维习惯、不断发展自己的创新能力。人格类型只有差异，没有好坏；每个人也不会按照一种模式成长，异彩同辉应是教育最好的结果。

适应-创新理论把创新性风格解释为"把事情做得与众不同"。结合荣格的人格类型理论测得的人格类型结果，可以找到自己发展创新能力的有效途径。适应-创新理论的价值还在于，发现了不同认知风格的人组成的团队，其工作效率和创新能力会大于认知风格相同的人组成的团队。

(三) 创新创业素质养成教育理论

养成教育具有广义和狭义之分。养成教育在广义上是指对人的心理素质、思想素质，包括思维方式、道德品质、行为习惯和生存能力的培养和教育。而狭义上的养成教育则专指培养人的良好道德规范和行为习惯，主要是指青少年的道德品质和行为习惯的养成。养成教育作为一种教育理论，已经经过了近 30 年的思考与探索。与素质教育相比，养成教育在逻辑上具有继承性和延展性，它是对素质教育的新的解读和深化。

养成教育理论作为主体性教育理论，在演进上反映出具有"提升人的地位""发现人的价值""发掘人的潜能""发展人的个性""发挥人的力量"等鲜明的人本主义价值取向。它突出强调教育对青少年个体人格提升的内在价值，使教育的社会性功能和个体性功能在价值取向上趋于一致；同时，青少年养成教育目标从传统追求个体道德提升向促进个体全面发展转变。

"素质是养成的"这一教育理念已被教育界广泛认可。创新创业教育是素质教育在市场经济条件下向纵深发展的时代体现，本质上是一种实用教育。这种实用教育与养成教育注重强调实践性具有吻合性。青少年创新创业教育是一种能力教育、品格教育、行为教育，是一种心理养成（创业动机）、思想养成（创业意识）、行为养成（创业实施）的过程，归根结底，就是创新创业素质养成的过程。

（四）自组织理论

自组织理论是系统论的发展，它是在 20 世纪 60 年代提出并逐渐发展起来的一种系统理论，主要研究系统如何在一定条件下自动地从无序走向有序的形成和发展机制问题。使用自组织理论来研究创新型人才的培养问题，是因为创新型人才的培养问题具有自组织的特征，可以用自组织理论来探究解决。

创新型人才的培养是以新的教育思想和理论为指导，旨在培养出具有创新精神、创新思维，并具备创新能力的复合型人才。这一培养过程具有系统性特征，普遍认为创新型人才应具备四方面的素质：创新意识、创新思维、创新能力以及创新人格。这四个方面的素质培养需要从培养目标、专业设置、课程体系、教学组织形式、人才培养途径以及评价体系六大方面来实现。这六个要素相互关联，表现出信息共享、交相互动、相对独立、整体协调等特征，即具有自组织特征。

自组织的特性表明，系统从无序到有序的发展需要良好的互动、共享、协同和创新过程。创新型人才的培养需要从创新主体、创新环境、创新平台三个方面完善培养路径。

1. 创新主体

注重学生个性发展，培养学生良好品质。学校应将创新创业教育与创新型人才培养相融合，明确各层级学生创新教育目标，结合办学定位、服务面向等要求,制定教学质量标准、修订培养方案,融入国际前沿学术发展、最新研究成果和实践经验。加强师资队伍的建设,提升教师的专业素养,要明确教师在创新教育中的职责,健全创新教育的考核评价指标体系。

2. 创新环境

深化教育改革,优化创新教育的制度环境。将创新创业教育纳入专业教学主渠道,依托专业,通过多学科渗透、教学方法改革、制度完善,构建全面的课程体系。注重资源整合,优化创新人才的成长环境。

3. 创新平台

完善机制,搭建全方位创新创业教育实践平台。既要对全校师生普及新理念和新知识,也要为一部分有兴趣和能力的学生提供实践训练和实战平台,做到创新创业教育面向学生,"覆盖所有人,影响多数人,成就部分人",以平台集聚创新型人才培养的要素与资源,并带动创新实践活动持续深入。建立学生创新实践平台,实施"教学＋科研＋竞赛＋实训"的创新实践体系建设。鼓励教师引导学生参与课题、项目、实验室工作;加强创新创业实践与孵化基地建设,打造众创空间、创业实验室等,并制定相应的资源开放规则和准入、退出办法。建立专门机构为创新创业实践活动和团队提供全程指导和服务,为学生创新创业项目的接洽、孵化及商业化提供匹配的支持。

第二节　青少年科技创新对人类发展的影响

习近平总书记在中国科学院第十九次院士大会、中国工程院第十四次院士大会上指出:"全部科技史都证明,谁拥有了一流创新人才、拥有了一流科学家,谁就能在科技创新中占据优势。"创新是引领发展的第一动力,国家科技创新力的根本源泉在于人才。近半个世纪以来,西方国家通过制定长期战略、科学教育标准和立法等形式,自上而下积极干预科学教育,服务国家人才战略。例如,英国通过《教育改革法》将科学、数学、语言并列为三大"核心学科";美国则制定了《联邦政府关于科学、技术、工程和数学(STEM)教育战略规划(2013—2018年)》,以推动科学教育的全面实施。

当今世界正处于百年未有之大变局的重要历史时期,人类发展面临来自社会、环境、技术、伦理等方面的重大挑战。数字经济的迅猛发展逐步打破创新资源的分布版图,新一轮技术革命正在重塑世界创新经济格局。青少年科技创新正是我国引领全球科技创新大变局中的关键基点之一。时至今日,我国在一些科技领域仍面临创新人才匮乏的窘境。青少年作为最具潜力的人才资源,需要在科技创新背景下不断学习,担负起国家发展的重任,为科技创新提供无限可能。

《中国科学技术协会事业发展"十四五"规划》明确提出实施科技教育能力提升工程。通过以"挑战杯"课外学术科技作品竞赛、创业计划竞赛和"中国青少年科技创新奖"评选表彰为龙头,深化青少年科技竞赛改革,激发青少年的科学兴趣,呵护青少年的科学好奇心,提升青少年科技创新大赛、高校科学营、中学生"英才计划"等活动的品质。开展校内外融合青少年科技教育活动,拓展青少年体验和参与科技创新实践的平台和渠道,加强科技创新后备人才成长规律研究,建设青少年科技创新服务云平台,旨在通过着力培养青少年科技创新能力,提高学生技术素养、增强国家科技竞争力,进而为提升国家竞争力奠定青少年人才基础。

第三节　青少年科技创新名人案例

几百万年前,人类与猿类在进化的道路上分道扬镳。今天,猿还是猿,而人类则发展到了高度文明的阶段。人类与猿类之间最重要的区别之一就是创新能力。作为人类文明的重要组成部分,科技的"进步性"表现得尤为明显。重大科技成就具有很长的生命周期。一旦问世,它们往往能够长期存在并对人类社会产生深远影响。例如,车轮这项发明可以追溯到5 000多年前,它经过不断的微小改进,至今仍然广泛应用于各种产品,"行走"在世界各地。

然而,历史上的创新驱动力往往来自一些被视为"怪人"的个体。许多创新者创造了传世之作,却没有留下自己的名字。而那些留下名字的科技创新者,在他们的一生中往往并不显赫,不属于主流精英阵营,而是社会的"边缘人"。这些有些"离经叛道"的人通过他们的创新改变了世界。实际上,对既有观念的否定和对权威的反叛,是他们取得伟大科技成就的基本前提。许多人甚至为此付出了沉重的代价。

随着时间的推移，一项又一项的重大科技成就不断积淀，形成了博大精深的知识储备池。这正是科技具有"进步性"的关键所在。生活是创新的最佳孵化器。创新的源泉不应该、也不可能来自人为的强制推动，而应该源于创新者的个性以及他们所处的生活环境。创新者们创造的科技成果从来都不是孤立存在的，而是在不同程度上反映了他们个人的生活经历。虽然历史不会简单重复，但它总是有规律可循。通过研究科技史，学习科技创新者的经验，我们或许能够洞察未来的科技发展方向，并找到行动的指南。这有助于我们更好地理解创新的本质，培养创新精神，并为未来的科技进步做出贡献。

葛洪

（一）人物介绍

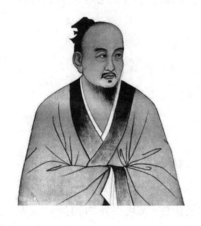

葛洪（约 283—约 363）年，丹阳句容人，字稚川，自号抱朴子。两晋时期著名的道教学者、医药学家。所著《抱朴子》继承和发展了东汉以来的炼丹法术，对之后道教炼丹术的发展有很大影响，为研究中国炼丹史以及古代化学史提供了宝贵的史料。葛洪还撰有医学著作《玉函方》100 卷（已佚）、《肘后备急方》3 卷，内容包括各科医学，其中有世界上最早治疗天花等疾病的记载。《正统道藏》和《万历续道藏》收有其著作 10 余种。

（二）创新故事

在两晋时期，尤其是西晋，国家政权分裂割据，面临内忧外患，儒教独尊的局面不复存在，而道教则在玄学的基础上应运而生，以满足时代的需求。到了东晋，随着南北文化的交流与融合，以及外来宗教和文化的影响，晋朝逐渐形成了文化宗教多元化和创新发展的趋势。

在这样的背景下，葛洪广泛涉猎，其研究领域包括道教、哲学、史学、医学和药学等,著作颇丰。他还对道家和儒家思想进行了整合和阐释,对当时乃至后世的宗教文化发展起到了承前启后作用。他的代表作《抱朴子》内、外篇体现了当时儒道合一的理念。在《抱朴子·内篇》中,他讨论了神仙方药、养生延年和祛邪避祸等主题,而他的另一部医学著作《肘后备急方》在中国医药学史上也占有重要地位。

葛洪在行医和游历过程中,收集并筛选出许多方便实用的方药和诊疗方法,使得没有医学知识的人也能在紧急情况下进行救治。葛洪崇尚医学,认为"古之初为道者,兼修医术"。在他的医学著作中,记录了许多关于窒息和中毒的急救、创伤止血、灌肠导尿、虫兽外伤救治等内容,这些都反映了中医医疗技术的逐步积累和发展。葛洪对疾病防治的见解为我们研究两晋时期的疾病防治理论和方法提供了系统的理论支持,其主要侧重于修道练养和养生防病。

1. 创用临床检验法

《肘后备急方》是葛洪所著的一部医学经典,它在急性传染病的诊断上,不仅继承了《黄帝内经》中的望诊方法,还创新性地引入了一些临床检验手段。

在对黄疸的诊断上,《肘后备急方》除了注意到病人"须臾见眼中黄",渐至"面黄"及"举身皆黄",强调"目黄"是最先出现的临床表现外,还采用"急令溺白纸,纸即如蘖染者"的方法以诊断"热毒入内"的黄疸。这是用比色验尿法诊断黄疸的例证。

此外,《肘后备急方》还根据唾液与水的比重差异来诊断中蛊毒,即由微生物和寄生虫释放的有毒致病物质引起的疾病。书中的"治卒中蛊毒方"章节中提到了诊蛊法:"欲知是蛊与非,当令病人唾水中,沉者是,浮者非也"。这种方法通过观察病人唾液在水中的浮沉情况来诊断是否中蛊毒,如果唾液下沉则为中蛊毒,上浮则不是。这种诊蛊法在魏晋南北朝乃至隋唐时期都得到了广泛的临床应用。

通过这些诊断方法的记载,可以看出,早在魏晋时期,中国的医学家们已经意识到可以根据唾液与水的比重差异来诊断疾病,并且认识到唾液可能与某些物质发生化学反应,进而将这些知识应用于临床实践。这些创新的诊断方法不仅丰富了当时的医学知识,也对后世的医学发展产生了深远的影响。

2. 创新急救给药途径

在《肘后备急方》中,葛洪详细记载了20种利用皂角、韭汁、雄黄等药物,通过吹入、塞入、灌入等手段,经鼻腔治疗各种危重病证的方法。他在临床实践中发现,利用棉的吸水性,可以将液体药物引入鼻腔进行急救,这种方法不仅发展了中医中"肺开窍于鼻""肺气通于鼻"的理论,而且为急救提供了新的途径。魏晋南北朝时期的医家们广泛采用鼻腔给药的方式,这一创新在当时是非常宝贵的。

口服是医学中最常用的给药方式,通常由病人主动将药物从口腔摄入,经过食管、胃、肠等消化道消化吸收。在魏晋南北朝时期,医学家们不仅广泛应用口服给药进行急救,还详细记载了灌服强迫给药的具体操作方法,并首创了舌下含服给药的方式。葛洪在书中记载了灌服强迫给药的方法,并系统地描述了灌服给药的药量和具体操作步骤。此外,葛洪还首创了舌下含服给药救治猝死的方法。尽管舌下含服法在现代常用于如硝酸甘油等药物,用于救治心绞痛的急性发作,与葛洪时代救治的病证不同,但他早在1600多年前就提出了这种给药方式,显示了其医学思想的前瞻性和创新性。

3. 创新急救药物

《肘后备急方》中记载了许多危重症救治的新方法,其中一些至今仍被临床所应用。例如,书中记载的清热解毒的犀角地黄汤,以及在避瘟方中常用的雄黄、朱砂等消毒药物,都具有很高的应用价值。葛洪的这部著作成为中医急症学第一部专著。他不仅强调急症的急救,还强调在病情稳定后立即转入治本,即从根本上治疗疾病。

书中还记载了多种特效药物,如用于治疗疟疾的青蒿。《肘后备急方》中描述了青蒿的使用方法——"又方青蒿一握,以水二升渍,绞取汁尽服之"。诺贝尔奖得主中国中医研究院药学家屠呦呦的研究即是从这句话获得灵感,从青蒿中成功分离出具有显著抗疟作用的青蒿素,这种新型高效抗疟药物已在临床上得到广泛应用,并获得了国际认可。

《肘后备急方》还首次使用免疫药物来治疗狂犬病。在"治卒为猘犬所咬毒方"中,提到了狂犬病的治疗方法——"仍杀所咬犬,取脑敷之,后不复发"。这是免疫学应用于临床治疗的最早记载之一。

此外,《肘后备急方》在"治百病备急丸散膏诸要方"一节中,首次明确提出了"成膏""常备药"和"成剂药"的概念,主张"自常和合,贮此之备,最先于衣食耳"。书中列举了"成膏"方10种,"常备药"25种和"成剂药"12种。这种追求药品稳定性和备用救急功能的理论,对后世中成药在危重症救治中的推广运用产生了深远的影响。

4. 发明和应用导尿术

现代医院常用的橡皮管导尿法是 19 世纪中叶由法国医生诺力敦发明的，而在中国，这种技术的应用最早可追溯到 19 世纪末。然而，在更早的晋代，中国已经有人在临床上应用导尿术。

葛洪是最早发明并详细记载导尿术的医学家。在《肘后备急方》中，他描述了导尿术的适应证、所用工具以及具体操作方法——"若小腹满，不得小便方。细末雌黄，蜜和丸，取如枣核大，纳溺孔中，令半寸，亦以竹管注阴，令痛朔之通"。这段记载详细说明了如何使用雌黄和蜜制成的药物，以及如何使用竹管作为导尿工具，插入尿道的具体深度和操作技巧。这是迄今为止我们能够见到的最早的关于导尿术应用的中医文献，显示了中国古代医学在泌尿科领域的先进性和创新性。

 沈括

（一）人物介绍

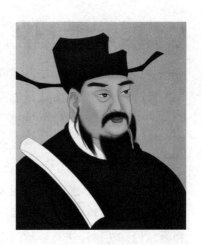

沈括（1031—1095），字存中，北宋钱塘（今浙江杭州）人。他在天文、地理、水利、算术、物理、生物等诸多科学领域都有很高的造诣。晚年他隐居于溪园，写出了闻名中外的科学巨著《梦溪笔谈》和《忘怀录》等，其中包含了他自己的科学探索经历以及他所见闻的科技成果，展现了北宋领先世界的科技成就。

（二）创新故事

在宋、元代这个古代中国科学技术发展的巅峰时期，人才辈出、成果卓著。其中最杰出、最伟大的人物，是宋代的天才大师沈括。英国著名科技史学者李约瑟称他是"中国整部科学史中最卓越的人物"。美国科学史学者席文则称他是"中国科学与工程史上最多才多艺的人物之一"。

1. 博学善文

沈括自幼勤奋好学，14 岁时便已读完家中的所有藏书。他跟随父母游历了很多地方，因此见闻广博，积累了丰富的知识。沈括的仕途经历丰富多彩，曾任沭阳县主簿（相当于县令的助理）、太史令，并参与过盐政的整理、水利的考察，还担任过司天监、翰林学士等技术性官职，几乎涉及了当时朝廷中的所有科学事务，包括修订历法、改良天文观测仪器、兴修水利、编制地图、监制军械等。

沈括非常虚心好学，勤于思考，乐于向各行各业的专家请教。他曾"历访镜工"，向"教坊老乐工"学习，向"老医"请教，每到一处，都会寻找山林中的隐士，学习他们的知识和技艺，无论是药物还是技术，他都会以极其诚恳的态度去获取。他善于"发明考证，洞悉源流"，深入探究学问的根本。

沈括在 30 多岁时开始深入研究数学和天文学，并经常向当时的女数学家胡淑修请教。尽管沈括比胡淑修及其丈夫年长 10 余岁，但他依然能够虚心求教，并多次感叹说："得为男子，吾益友也。"沈括在天文、历法、数学、物理、地质学、生物学、化学、医药、水利、军事工程、冶金、建筑、文史、乐律等多个学科领域都有很高的造诣。

2. 原其理，以理推之

沈括极为重视通过调查、观察、实测和实验来探究事物的本质，并追求"原其理"，即追溯原理；"以理推之"，用理论来指导实践。他提倡的方法论是"见简即用，见繁即变，不胶一法"，强调根据情况的简单或复杂灵活变通，不拘泥于单一的方法。这种思维方式是他能在天文学、物理学等领域取得独创性成就的重要原因之一。沈括的科学思想受到儒家、道家、元气说等多种学说的深刻影响，同时他也注重核实他人实测数据的准确性。

在天文学领域，沈括详细观察了五星的运行轨迹和陨石坠落的情景。为了测量北极星与北天极的真实距离，他设计了窥管，并进行了长达 3 个月、每晚 3 次的连续观测，绘制了 200 余幅图表，得出了当时北极星"离天极三度有余"的粗测结论。沈括还进行了长达 10 余年的晷漏实验，首次提出冬至日昼夜"百刻有余"，而夏至日则"不及百刻"的结论。他还设计了一个演示实验，"一弹丸，以粉涂其半，侧视之则粉处如钩，对视之则正圆"证明了"月本无光，日耀之乃光耳"，解释了月相变化的原理。沈括对历代历法的弊端进行了改进，并推行了较为合理的"奉元历"，进一步提出了更科学的"十二气历"设想，这是一种以节气定月份，大小月相间的纯阳历。

在中国数学史上，沈括首创隙积术和会圆术，开辟了高阶等差级数求和的新领域。他是第一个利用弦、矢求出弧长近似值的人，这一方法不仅推动了平面几何的发展，且在天文计算中发挥了重要作用，为中国球面三角学的发展做出了重要贡献。

在数学研究与应用方面，沈括提出了计算围棋可能的总局数的方法，并指出"……然算术不患多学，见简即用，见繁即变，乃为通术也"，强调算法的简约化和多样化，体现了他不拘泥于单一方法的思想。在象数领域，沈括否定了数字的神秘性，肯定了数与物之间的关系。此外，他在笔记中提到的测量汴河水位落差的方法等，都从不同侧面展现了他卓越的数学才能和数学思想的应用。

沈括还对指南针进行了深入研究，他通过"方家以磁石磨针锋"获得人工磁化针，并进行了实验。他提出了 4 种装置方法（水浮法、碗沿法、指甲法和单丝悬挂法），并分别进行了评论，指出单丝悬挂法"最善"及其具体实施办法（"独丝""粘蜡"）。他还记录并验证了磁针"常微偏东，不全南也"的磁偏角现象，这比西欧的记录早了 400 年。

3. 对科学人文、政治思想各方面的深刻理解

沈括在其著作《南郊式》中对皇帝的"郊祭"仪式进行了修改和简化，这一举措节约了大量开支，减轻了人民的负担。沈括不仅在科学研究领域有着显著的成就，他还曾学医并行医，成功救治了许多重病病人，并著有《别次伤寒》《灵苑方》《良方》等医书。这些成果表明，沈括在科学、人文以及政治、思想等多个领域都有着深刻的理解和杰出的贡献。

沈括在出使辽朝并返回的途中，每到一处都会详细记录当地的山脉河流、驿路关隘，并绘制到地图上，同时对当地的风土人情进行细致的调查。回到宋朝后，他将这些资料整理成图文并茂的《熙宁使虏图钞》，为宋代的帝王、使臣、官员等提供了了解辽朝的第一手资料，帮助他们实现"知己知彼"。此外，沈括还多次巡视宋辽边境，根据边界的政治、地理形势制作了立体地图模型，进呈给宋神宗，帮助皇帝全面了解边境情势，为宋朝对外政策的制定和调整提供了重要的现实依据。

沈括天赋异禀，一生都对科学研究充满好奇和热情，兴趣十分广泛。得益于北宋时期较为优越的科研环境和氛围，以及相对宽松的社会环境，沈括在科学研究上取得了巨大的成功。

三 屠呦呦

（一）人物介绍

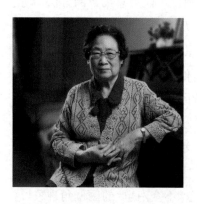

屠呦呦（1930— ），浙江宁波人，药学家。中国中医科学院首席科学家、终身研究员兼首席研究员，青蒿素研究中心主任，博士生导师，共和国勋章获得者。第一位获得诺贝尔生理学或医学奖的中国本土科学家（诺贝尔生理学或医学奖是中国医学界迄今为止获得的最高奖项，也是中医药成果获得的最高奖项）。多年从事中药和中西药结合研究，突出贡献是创制新型抗疟药青蒿素和双氢青蒿素。

（二）创新故事

屠呦呦，1930 年 12 月出生于浙江宁波。尽管家境并不富裕，她的父母仍然非常注重子女的教育。作为家中唯一的女儿，屠呦呦像她的兄弟们一样，接受了从小学到大学的完整教育。1951 年，她考入北京大学医学院药学专业。大学毕业后，她被分配到中医研究院中药研究所工作。

作为新中国成立后的首批女大学生，屠呦呦参加了卫生部举办的全国第 3 期西医离职学习中医班，为期两年半，系统地学习了中医药理论。1969 年 1 月，她首次参与了代号为"523"的抗疟药物研究项目。她坚信"523"项目是她的责任所在。2011 年，因"发现了青蒿素，一种治疗疟疾的药物，在全球特别是发展中国家挽救了数百万人的生命"，屠呦呦获得了美国拉斯克临床医学奖。2015 年，她因"从中医药古典文献中获取灵感，先驱性地发现青蒿素，开创疟疾治疗新方法"，荣获诺贝尔生理学或医学奖。2016 年，她获得国家最高科学技术奖。2018 年，她被授予"改革先锋"称号。她的事迹被编入教科书，成为全国青少年学习的榜样。2019 年，她被授予共和国勋章。2020 年，联合国教科文组织授予屠呦呦赤道几内亚国际生命科学研究奖。

屠呦呦坚守学术研究，即便荣誉接踵而来，她依然保持着科学家淡泊名利的本色。

1. 锲而不舍的科学精神

20世纪60年代,全球疟疾疫情十分严重,难以得到有效控制。为了应对这一挑战,1967年5月23日,在北京召开了"全国疟疾防治研究协作会议",并由此启动了代号为"523"的防治疟疾新药研究项目。

2年后,也就是1969年,39岁的屠呦呦加入了"523"项目。她和她的团队对200多种中草药进行了380多次提取物的筛选,最终将研究重点放在了青蒿上。屠呦呦及其团队进一步研究发现,使用乙醚作为溶剂可以从青蒿中提取有效成分。经历了190多次实验失败后,屠呦呦终于在实验中取得了突破。她从中药青蒿的成熟植株的叶子中提取出了中性成分,并成功获得了对鼠疟和猴疟疟原虫100%的抑制效果。

屠呦呦及其同事们的科学探索充满了艰辛和挑战,他们以敬业的精神、扎实的工作态度、不懈的探索和始终以治病救人为己任,最终取得了突破性的成果。这种精神体现了科学家的执着和对科学事业的热爱。正是这种科学精神的本质,使得屠呦呦能够在科学的道路上取得巨大的成就。

2. 求索之路无止境

1972年,她的研究成果得到了重视,研究人员从提取物中成功提炼出了具有抗疟效果的成分——青蒿素。面对这样的成就,一般人可能会沉浸在成功的喜悦之中。然而,屠呦呦并没有在喜悦中沉醉,也没有因眼前的成功而停止探索,而是向着更远的目标迈开了脚步。如果就此止步不前,那可能是巨大的遗憾。1992年,针对青蒿素成本高、对疟疾难以根治等缺点,她又研制出双氢青蒿素这一抗疟疗效为前者10倍的"升级版"。在成功之上再做出成绩来,屠呦呦做到了。这一切有赖于屠呦呦骨子里的探索精神。只有不断探索,才能获得更大的成功。

3. 从"三无"科学家到诺贝尔奖获得者

2011年,81岁的屠呦呦在科学界的简历看似并不突出:药学家,中国中医科学院终身研究员兼首席研究员,青蒿素研究中心主任。她在1980年被聘为硕士生导师,2001年成为博士生导师。当时,屠呦呦的名字并不为大众所熟知,尽管她的研究成果已经改变了数百万人的命运。

从某些标准来看,屠呦呦似乎并不符合所谓的"成功"定义,但正是这样一位"三无"科学家——没有博士学位、没有海外留学背景、没有两院院士头衔,最终获得了中国医学界迄今为止获得的最高级别国际大奖。这引起了全社会的广泛关注和深刻反思。

2015年，屠呦呦荣获诺贝尔生理学或医学奖。在发表获奖感言时，屠呦呦谦虚地表示："这不仅是授予我个人的荣誉，也是对全体中国科学家团队的嘉奖和鼓励……中国医药学是一个伟大的宝库，应当努力发掘，加以提高。"

面对荣誉，屠呦呦保持着清醒和谦虚，这样的心胸也正是她在科学事业上不断进步的保证。实际上，成功的标准并不仅仅在于那些头衔，而更在于一个人为社会做出了多大的贡献，自身的价值是否得到了真正的体现。屠呦呦无疑做到了这一点，她超越了标签，获得了真正的成功。

四 牛顿

（一）人物介绍

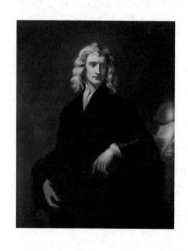

艾萨克·牛顿（1643—1727），出生于英国林肯郡。爵士，英国皇家学会会长，著名物理学家，百科全书式的"全才"。他对万有引力和三大运动定律进行了描述。这些描述奠定了此后3个世纪里物理世界的科学观点，并成为现代工程学的基础。他通过论证开普勒行星运动定律与他的引力理论间的一致性，展示了地面物体与天体的运动都遵循着相同的自然定律；为日心说提供了强有力的理论支持，并推动了科学革命。

爱因斯坦说："在人类的历史上，能够将物理实验、数学理论、机械发明结合为科学艺术的人只有一位，那就是牛顿。"

牛顿发现万有引力定律，发明微积分，首先提出可见光是由红、橙、黄、绿、蓝、靛、紫7种颜色的光谱组成。他将数学引入科学，使物理、化学成为更精确的科学。在牛顿的运动定律中，数学成为描述宇宙运行的语言。种种杰出成就，为他赢得"历史上最杰出的科学家"与"近代物理学之父"的尊称。

(二) 创新故事

1. 站在巨人的肩膀上

牛顿出生时是一个早产儿。他的父母都是虔诚的基督徒。不幸的是,牛顿的父亲在他出生前 3 个月就去世了,使得家庭陷入了贫困。

1661 年 6 月,牛顿进入剑桥大学学习。由于家境贫寒,牛顿的学费几乎耗尽了家中所有的积蓄,他不得不通过为教授做实验助手来赚取生活费。这段经历无意中让他接触到了当时剑桥的杰出教授,并从他们那里汲取了丰富的学术精华。这段经历也成就了牛顿后来的名言:"如果我能看得更远,那是因为我站在了巨人的肩膀上。"

在剑桥,牛顿不仅勤学不辍,还遇到了对他影响深远的恩师——亨利·摩尔。摩尔既是数学家,也是一位虔诚的基督徒。摩尔凭借其敏锐的洞察力,很快就发现了牛顿的特殊才能。他注意到牛顿在学期开始前就已经利用假期预习完了所有课程内容,到上课时,牛顿已经开始研读更高级的研究报告了。牛顿自己也提到:"当我走进教室时,常常发现我对课程内容的理解已经超越了我的老师。"这种超前的学习方法虽然可能给一些教师带来压力,但摩尔却非常欣赏牛顿的才华,为他提供了更高深的书籍,并将自己 1800 本私人藏书向牛顿开放,供他随时借阅。同时,摩尔还长期资助牛顿生活费。

2. 对科学长时间的思索与勾勒

1664 年,牛顿开始在课余时间进行自己的研究工作。他首先使用三棱镜来探究光的结构,并发现了不同光谱色光具有不同的折射率,这是对光的本质理解的重要突破。

1665—1667 年间,英国遭受了严重的黑死病疫情,造成大量人员死亡。为了防止疫情的进一步扩散,政府宣布了封锁措施,大学也被迫停课。在这段被迫隔离在家的时间里,牛顿没有停止他的科学探索,反而在数学上取得了巨大进展,他由无穷等比级数的解法里创立了微积分,这是数学和物理学史上的一次革命。

1666 年,牛顿开始思考地球在轨道上的运动,并计算了运动中的重力与离心力的关系。关于牛顿是如何发现万有引力定律的,有一个有趣的故事。牛顿的好友史塔克利回忆说:"牛顿经常在花园散步,有一天中午他回来了,对我说他看到一个苹果掉到地上,想到了万有引力。"这个苹果后来成为牛顿发现万有引力定律的象征。1669 年,牛顿在笔记中记录下了他的重大发现——万有引力定律。

当后来有人问及牛顿如何能够取得如此伟大的科学成就时，牛顿回答说："我总是将思考的主题像一幅画一样摆在面前，然后一点一点地去描绘，直到整幅画逐渐清晰地呈现出来。这需要长时间的安静和深思。"

3. 计算论证，把理论运用到物质世界

在当时，尽管牛顿的理论和发现具有划时代的意义，但许多科学家和教授并未立即认识到他的杰出之处，甚至有人讥讽他的理论是"陈词滥调"。在这种环境下，牛顿有幸得到了贝若的支持。贝若是当时欧洲光学领域的权威，也是剑桥大学著名的数学和天文学教授，他是少数能够认真审视并验证牛顿数学和物理学观念的人。

贝若不仅在学术上给予牛顿支持，还私下里对他提出了严格的要求。贝若要求牛顿："回到物理学最基本的假设上，精密地验证每个假设，一次又一次，几乎无止境地反复验证，并投入所有的精力，以免将其浪费在无用的芝麻小事上。"

贝若对牛顿的才华和潜力有着深刻的认识。当贝若申请退休时，他推荐了年仅 27 岁的牛顿接替自己的职位，使牛顿成为剑桥大学的教授。在这个职位上，牛顿得以深入思考并结合实验结果，最终撰写出了他那部划时代的著作——《自然哲学的数学原理》。

 五 爱因斯坦

（一）人物介绍

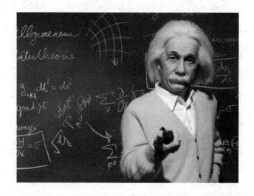

阿尔伯特·爱因斯坦(1879—1955),出生于德国巴登-符腾堡州乌尔姆市,现代物理学家。1900年毕业于瑞士苏黎世联邦理工学院。1933年移居美国并在普林斯顿高等研究院任职。提出光子假设、成功解释了光电效应(因此获得1921年诺贝尔物理学奖);随后的几年创立狭义相对论,1915年创立广义相对论。

爱因斯坦,作为20世纪最伟大的科学家之一,不仅在物理学领域取得了革命性的成就,也对人类的哲学思想做出了深刻的贡献。他的名字几乎成为"天才"的代名词。他天赋异禀,拥有超高智商,而他那标志性的蓬松发型和慈祥的老人形象,也深入人心。

爱因斯坦在年仅26岁时就发表了狭义相对论,这是他科学生涯中的一个重大突破,而当时他只是一位在专利局工作的年轻职员。尽管面临着职业和个人生活的挑战,包括长期失业的风险和婚姻问题,爱因斯坦仍然坚持他的科学研究。

爱因斯坦的成功并非一蹴而就,他在年轻时就展现出了非凡的创造力和对科学的深刻理解。他的思想和方法挑战了传统的观念,引领了物理学的一场革命。他不仅提出了相对论,还对量子力学、宇宙学等多个领域做出了重要贡献,彻底改变了我们对时间和空间、物质和能量以及宇宙的理解。

(二) 创新故事

1. 创新要先找到一个好问题

爱因斯坦在孩提时就充满了对科学的好奇和想象。他曾幻想自己骑在一道闪电上,这个幻想不是孩童的空想,而是激发了他后来提出重要科学思想的灵感。他对这个幻想认真思考,通过不断探索和实验,最终引导他提出了自己第一个著名的思想实验。

当爱因斯坦开始深入学习物理学时,他发现了麦克斯韦方程组中光速恒定的特性与牛顿定律之间的矛盾。根据牛顿的运动定律,如果一个人以接近光速运动并拿着一个灯笼,那么灯笼发出的光似乎应该是光速的2倍。然而,这与光速不变的原理相冲突。

爱因斯坦勇敢地挑战了当时普遍接受的绝对时空观念。他意识到,牛顿力学与电磁理论之间的矛盾,根本上是因为牛顿力学和伽利略变换所依赖的绝对时空观念存在问题。最终,爱因斯坦证明了光速是绝对的,而时间和空间是相对的。

在当时，这一理论似乎难以置信，因为它与日常经验不符。然而，随着技术的发展，爱因斯坦的理论已经被广泛证实是正确的。例如，现代的全球定位系统(global positioning system，GPS)就是根据相对论原理进行校准的，确保我们能够精确地导航到目的地。

爱因斯坦的理论之所以引人入胜，不仅在于它解决了一个难题，更在于他发现了其他人未曾意识到的问题，并对此进行了深入的思考。他的天才之处在于，他没有创造难题，而是找到了一个好问题，并解决了它。

2. 创新需要智慧，更需要长年的勤奋

爱因斯坦常被误解为仅因其非凡智力而取得巨大成就，但事实上，他的成功并非仅仅建立在聪明之上。年轻的爱因斯坦并非人们眼中的"天才"，他在年轻时并没有展现出过人之处。

真正使爱因斯坦与众不同的，是他能够在思想上进行深入和持久的思维实验，并持之以恒地探索。例如，他关于骑在闪电上的思想实验，在他提出狭义相对论之前，已经在他的脑海中持续了 10 年。同样，他关于电梯的思想实验，也在广义相对论提出之前，经过了 10 余年的思考和测试。这些都证明了创新也是一项艰苦的工作。

爱因斯坦的成功并非依赖于非凡的天赋，而是源于他的智慧、艰苦奋斗的精神和对知识的渴望。历史上许多被认为有天赋的人在早期并没有显著的成就。研究也表明，所谓的天才儿童并不总是比其他人更成功。虽然某些遗传天赋可能为人生提供了良好的起点，但要实现有价值的成就，更需要长期的专注和持续的努力。

3. 创新需要创造"安全环境"

爱因斯坦的故事确实引人深思：一个起初看似平凡的年轻人是如何最终颠覆了整个世界的科学观念的？

1900 年毕业后，爱因斯坦经历了一段沮丧和失业的时期，但最终在一家专利局找到了一份低级职员的工作。尽管如此，1905 年成为了他成就的分水岭，这一年他的多项发现和论文的发表，标志着他的科学生涯的起飞。

爱因斯坦成功的关键因素之一，可以追溯到他在苏黎世期间与朋友成立的非正式讨论小组——奥林匹亚学院。这个小组定期聚会，讨论物理学、数学和哲学的话题。在这样的环境中，爱因斯坦能够与小组成员，包括教授和同学，就各种观点进行深入的探讨和有时激烈的争论。这种充满思辨的讨论过程为他提供了丰富的灵感和信心,使他的思想得以自由发展。

显然,奥林匹亚学院的讨论和交流为爱因斯坦后来的科学突破打下了坚实的基础。在小组开始聚会几年后,爱因斯坦以罕见的创造力震惊了科学界,发表了多篇具有里程碑意义的论文。

爱因斯坦在之后的几十年里,一直与他在奥林匹亚学院的朋友们保持着密切的联系,其中米歇尔·贝索和马塞尔·格罗斯曼等人成了他关键的合作者。他们之间形成了牢固的关系,并在爱因斯坦的科学探索中发挥了重要作用。

4. 天才也会犯错

爱因斯坦无疑是我们历史上最伟大的天才之一,但这并不意味他总是正确的。实际上,他在某些方面确实偏离了主流,尤其是他无法接受量子理论的核心观点——宇宙是基于概率而非绝对确定性。

在著名的爱因斯坦-玻尔辩论中,爱因斯坦坚持认为"上帝不掷骰子",表达了他对于量子力学随机性的不满。而尼尔斯·玻尔则反驳说:"爱因斯坦,别再告诉上帝该做什么。"在这场辩论中,玻尔不仅赢得了当时的胜利,而且随着时间的推移,量子力学也成为标准物理模型的一部分。

尽管面临挑战,爱因斯坦的工作也极具影响力。他与玻尔的"爱因斯坦-玻尔论战"至今仍被视为科学讨论的典范,他对量子物理学的深刻见解促使他提出了著名的 EPR 悖论[爱因斯坦-波多尔斯基-罗森悖论(Einstein-Podolsky-Rosen paradox)]。这一悖论对量子隐形传态和量子计算等重要领域的发展起到了推动作用。

我们通常只记住爱因斯坦非凡的才华和创造力,但实际上,他也是一个普通的人,有着自己的挣扎和错误。即使是天才,也可能犯下严重的错误。最终,我们不仅要记住他的成就,更要记住他是如何作为一个普通人取得这些成就的。

 六 海森堡

(一) 人物介绍

沃纳·卡尔·海森堡(1901—1976),出生于德国维尔茨堡,1923 年在慕尼黑大学获得理论物理学博士学位。德国物理学家,量子力学的主要创始人,哥本哈根学派的代表人物,1932 年诺贝尔物理学奖获得者。

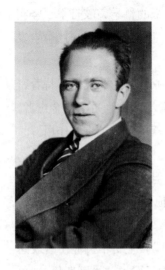

在近代物理学领域,海森堡的贡献被认为仅次于爱因斯坦和他的老师尼尔斯·玻尔。海森堡提出的量子力学理论不仅彻底改变了人们对自然界的认知,而且催生了激光、晶体管、电子显微镜等一系列现代科技设备,对现代科学的发展起到了至关重要的作用。

与爱因斯坦一样,海森堡在理论物理学方面拥有非凡的才华。年仅 24 岁时,他就与物理学家波恩合作,建立了量子力学的完整数学体系,即矩阵力学。此后,他又提出了著名的"测不准原理",为量子物理学的发展做出了重要贡献,并因此荣获 1932 年的诺贝尔物理学奖。

海森堡在量子物理学领域的工作是 20 世纪重大的原创性创新。他取得令世界瞩目的科学成就,只用了短短 5～7 年的时间。海森堡的成长经历以及他提出"测不准原理"的过程,为当代青少年提供了许多值得思考和借鉴的创新经验。

(二) 创新故事

1. 学科交叉的运用

学科交叉或边缘学科的研究是现代科技创新的一个重要源泉。海森堡的科学成就在很大程度上得益于学科交叉的广泛应用,特别是哲学、数学与物理学的有机结合。他的工作体现了量子力学中两大学派的特点:一是重视哲学思辨的哥本哈根学派,二是重视数学分析的哥廷根学派。

在中学时期,海森堡就对数学产生了浓厚的兴趣,并迅速掌握了微分学和积分学。他曾梦想成为一名数学家。然而,大学时期的经历改变了他的命运。海森堡进入慕尼黑大学学习物理学,师从索末菲、维恩等著名物理学家。之后,他转到哥廷根大学,在玻恩和希尔伯特等数学和物理学巨匠的指导下进一步深造。

海森堡在学生时代就对哲学产生了浓厚的兴趣。在他的著作《原子物理学的发展与社会》中，他分享了阅读柏拉图《理想国》中"蒂迈欧篇"的体会。在艰难地通读全文后，他说："尽管如此，还是很难让我找到一个哲学家，具有柏拉图由于想象力驱使的批判眼光。我期望有一种能够帮助我给柏拉图的猜测找到某种适当根据的原理，但是，虽然我一直等待着，却一无所获。即使这样，那种打算把物质最小粒子需要简化为某些数字形式的思想，使我入了迷。"这种早期培养的哲学兴趣，使海森堡在理论物理学，尤其是量子物理学方面受益匪浅。对应原理和可观察量原则是海森堡在量子力学方面取得突破性进展的两大指导性哲学原理。凭借在哲学方面的高度批判力和洞察力，海森堡在量子力学领域不断前进，超越了许多同辈科学家。

现代物理学的研究离不开现代数学工具的推导、证明和建构理论体系。海森堡的著名成就之一——"测不准原理"的提出，正是哲学思想、数学与物理学完美结合的典范。这一原理不仅包含了哲学的深思熟虑，还体现了数学的严谨精确，并经过物理学实验的检验。海森堡的工作展示了学科交叉在推动科学进步中的巨大潜力。

2. 自由、竞争的科学讨论

科学讨论在海森堡的科技创新之路上扮演了至关重要的角色。他的成长经历和"测不准原理"的提出都与自由、充满竞争的科学讨论环境密不可分。在师从索末菲学习期间，海森堡每天都会参加学院的讨论班，而索末菲教授本人也会参与讨论，并经常与学生们进行面对面的交流。这种科学争论对海森堡独立解决科研难题起到了重要作用，他发表的关于半量子数理论的文章就是科学争论成果的体现。

对海森堡科学生涯产生重大影响的一次科学争论发生在 1922 年 6 月，当时他与尼尔斯·玻尔进行了对话。玻尔被哥廷根大学邀请去讲述他的原子理论，海森堡随索末菲一同参加。在玻尔演讲后的讨论中，海森堡对某个问题提出了异议。会后，玻尔邀请海森堡一同散步，以便深入讨论这个问题。在这次讨论中，玻尔向海森堡讲述了原子理论的历史、理论的真正出发点，并探讨了与原子有关的哲学问题。

1926 年 5 月，玻尔邀请海森堡到哥本哈根大学工作，海森堡成为玻尔的助手和哥本哈根大学的专职讲师。在这段时间里，海森堡与玻尔就量子力学的诠释问题进行了深入的讨论和研究，最终提出了著名的"测不准原理"，并与玻尔共同建立了量子力学的哥本哈根解释。

海森堡的著作《原子物理学的发展和社会》可以看作是一部科学争论文集，详细记录了他与众多物理学家及朋友就科学、哲学、宗教等问题的讨论，以及这些讨论对他的影响。

3. 科学美、直觉与想象力

海森堡非常重视在科学研究中对科学美的欣赏和体悟。他在《精密科学中美的含义》一文中明确指出，将美仅限于有形有象的事物是片面的。他认为，在人类文明中，自然科学所展现的"美"构成了另一个广阔的天地。

海森堡对科学美的认识非常深刻，他的理解已经达到了哲学的层面。他曾经提出："虽然'美的'或'精巧的'形容词通常用来描述艺术特性，但美的领域远远超出了艺术。它无疑也涵盖了精神生活的其他领域，自然科学中的美也体现了自然之美。"

海森堡对科学美的鉴赏和领悟力非常卓越。他认为科学思维不仅仅是纯粹的抽象逻辑思维过程，它还包含了艺术思维的元素。在科学思维中，抽象与具体、逻辑与非逻辑总是相互交织。海森堡认为，对物理世界的认识过程就是对新定律、新原理的探求过程。在这个过程中，"猜想"作为第一步，是一种审美直觉的过程。没有这种直觉，没有对物理定律所服从的美学观念，如和谐性、对称性、简单性的深刻理解，就无法透过观察和实验事实的表象，直观事物的本质。

然而，海森堡也强调，必须将这种直觉的知识转移到意识中，使其与特殊的概念和可以系统表述的理念相结合，才能形成科学理论，揭示自然界隐藏的基本结构和普遍原理。通过这种方式，海森堡展示了科学探索中美学直觉和哲学思考的重要性。

4. 良师益友的指导与合作

科学大师的指导对海森堡的迅速成长和取得重大科技创新起到了关键作用。对海森堡产生重要影响的第一位科学大师是被誉为"量子工程师"的索末菲教授。索末菲的主要研究领域是量子光谱学，他培养了海森堡对实验的深刻理解，并推动海森堡迅速融入量子物理学的前沿研究。

第二位对海森堡产生深远影响的科学大师是玻恩。1922年10月，海森堡来到哥廷根，在这里他深受这个"数学王国"特殊气氛的影响。与索末菲的研究路线不同，玻恩作为哥廷根的"量子数学家"，专注于使玻尔模型在逻辑上达到彻底的一致性。玻恩对海森堡的主要贡献在于传授给他严谨的数学和物理学方法。这些数学技能为海森堡日后在科学研究中取得重要成就打下了坚实的基础。

第四节　大力推动青少年科技创新的必要性

 我国当前社会和教育环境背景

当前的社会环境正在经历深刻的变化,这些变化既包括国际层面的,也包括国内层面的。在国际方面,我们见证了全球化和多极化的快速发展,新兴国家与地区的崛起,以及产业结构和就业结构的转换。在国内方面,我们面临着适龄生产人口减少、劳动者创新能力不足等问题。新生代将在这样一个全新的社会环境中成长,他们将面对一个充满未知的新时代,因此,教育系统需要考虑如何应对这些变化带来的挑战。

在信息社会中,社会生产过程和人们的生活方式都发生了显著的变化。首先,个性化需求导向的社会生产正在逐步取代传统的标准化劳动。在这一转型过程中,普通岗位的劳动者需要适应不断变化的个性化客户需求,这要求他们具备创新能力。其次,生活方式的创新正在渗透到我们生活的每一个角落。这种变化不仅体现在与过去不同的纵向创新上,更体现在基于多元化价值观的横向创新上。例如,人们不仅广泛采用网络交流来替代传统的面对面交流,还会根据自己的偏好选择不同的网络交流平台。

社会生产和生活方式的变化,客观上要求教育系统培养具有创造性的劳动者。创造性劳动者是指那些能够不断产生独特劳动创意和劳动成果的现代劳动者,他们可能是专业人才,也可能是技能型人才。创新通常被视为创造性的同义词,创造性被定义为人类特有的一种心理素质,它能够利用一定条件产生新颖、独特且可行的产品,是推动人类文明发展的关键因素之一。创造性是实现创新的必备条件,而创新则是创造性想法在组织中的成功实施。从这个角度看,创造性与创新密切相关,创造性的发挥是实现创新的先决条件。

"大众创业、万众创新"作为国家战略,要求我们实施面向每一个人的创新教育。重视创新教育,培养创新型人才,不仅是国家创新驱动发展战略的需要,也是社会进步和民族振兴的迫切需求。教育系统需要适应这些变化,为学生提供必要的知识和技能,以培养他们成为能够适应新时代挑战的创新者。

当前青少年科技创新教育存在的问题 ·········

青少年时期是一个人最具创造性、最有潜力,并且最渴望获得成长机会的阶段。然而,长期以来,教育体制、学业竞争和应试压力等因素,对个性化学习、体验式教学和核心素养的培养造成了多重挤压。同时,信息技术的快速发展带来了知识无限扩张与有限教学时间之间的矛盾,这对青少年创新能力的培养产生了极大的影响。存在的问题如下:

首先,科技创新教育活动的参与度整体不高,覆盖面也不够广泛。在国家大力推动"大众创新、万众创业"的政策背景下,许多学校通过开展多层次的科技创新活动宣讲与推介,增设与科技创新教育活动相关的课程,教授青少年科技创新的基础知识。这些措施旨在让青少年提前掌握科技创新的背景知识、研究方法,并了解各类科技竞赛的情况,从而吸引更多青少年参与到科技创新活动中。通过亲身参与实践,青少年可以通过系统的科技创新技能训练,提高发现问题、思考问题和解决问题的能力。然而,从多数学校青少年参与创新创业活动的情况来看,科技创新教育的整体参与度和受益面相对较低,存在"金字塔尖"现象,即只有少数人参与和受益,这不利于青少年群体创新创业素质的整体提升。从覆盖面来看,不同地区、不同资源条件的学校在科技创新教育活动上存在较大差异。一些经济发达地区的青少年科技创新教育活动,由于得到了较好的经济社会文化基础条件和硬件保障,其广度和深度远远优于经济欠发达地区。此外,教育行政部门和学校在提升青少年科技创新教育活动参与度方面的激励手段不足,使得在升学、就业等压力下,常规科技创新教育活动对学生的吸引力不足。

其次,科技创新教育的发展空间受到多重挤压。长期以来,我国基础教育中"应试"的烙印根深蒂固,导致分数和升学成为基础教育的主导。尽管国家对青少年综合素质教育的重视程度不断提高,科技创新教育日益成为青少年综合发展教育的重要组成部分,但当前国内青少年科技创新教育仍受到传统应试教育的挤压。从家庭教育观念上看,许多家长对孩子的成长和发展目标仅限于考试成绩和升学,相对缺乏对孩子创新能力和科学思维的重视,忽视了对孩子科技创新兴趣的培养。在学校教育教学方面,青少年科技创新教育的目标定位仍主要停留在基本理论学习和基础知识掌握上,缺乏完整的目标体系和具体的行为规范。特别是对青少年的观察能力、动手能力、探究能力和合作能力等综合素质的培养重视不够。一些学校仅将科技创新教育作为辅助课程或选修课程，其重要性远低于其他主干课程。同时，缺乏系统性的科技创新教育课程规划和可操作、可评估、可考核的教育方案。在科技创新教育成效评价中，仍然沿用以成绩、分数或名次为主的量化考核方法，缺乏过程性评价方式，无法充分体现学生的综合科技能力，也不利于教师积极创新教学方法。

再次，科技创新教育的系统合力尚未完全形成。目前，各级各类学校都开展了形式多样的青少年科技创新教育活动，但从实际效果来看，青少年科技创新的氛围仍然不够浓厚。普遍存在的问题包括：教育活动没有完全与教学及人才培养目标有机结合，创新创业类赛事的覆盖面不广，专门管理青少年科技创新项目的组织机构和指导教师力量不足。部分学校的青少年科技创新工作在构思、孵化、开展、过程管理、评奖评优等各个环节都未实现系统化和规范化。一些学校的专业教师对指导科技创新项目的积极性不高。需要通过凝练科技创新工作的内涵，聚焦学生现状和活动定位，围绕"育人"目标，结合不同年级青少年科技创新教育的定位，对青少年创新创业工作的专题活动和主题教育进行总结和提升。许多学校的科技教育依赖于信息技术课、劳动技能课、生活技术课等课程，教学体系相对孤立，往往局限于课堂实践，未能与学校和社会充分衔接。一些学校仅将科技创新教育作为教育行政主管部门布置的工作来执行，未能在校园内真正树立起尊重科学、鼓励发明创造的氛围。此外，大多数科技创新教育未能系统性地利用社会资源，获取社会信息知识和社会力量的支持，缺乏与社会整体的沟通和衔接。

最后，随着国务院《关于深化高等学校创新创业教育改革的实施意见》的发布，加强和改进创新创业教育已成为国家实施创新驱动战略的一项重大举措，它日益成为高等教育综合改革的关键环节。社会层面对教育需求的日益迫切性和不断提升与高校层面创新创业教育体系不完善、效果不明显的现状形成了鲜明对比。在"大众创业、万众创新"的政策力度不断加大、社会期望不断提升的大背景下，我国高校的创新创业教育仍然存在若干需要改进的方面。我国的创新创业教育面临诸多问题，包括教育理念滞后、教育倾向功利化和简单化、培养目标不明确、教育模式陈旧、师资力量不足、教育方法落后等。一些学者还指出，创新创业教育的受重视程度不够，没有得到与专业教育同等的重视，师资缺乏、课程体系不完善、政策支持不足等问题，是开展创新创业教育所面临的主要障碍。

青少年创新能力培养的时代诉求

党的二十大报告提出了教育、科技、人才并驾齐驱的发展路径,并从顶层设计上指明科学教育对教育发展、科技创新和人才培养的基础性、战略性支撑。2023 年 2 月,习近平总书记在中共中央政治局第三次集体学习时强调:"要在教育'双减'中做好科学教育加法,激发青少年的好奇心、想象力、求知欲,培育具备科学家潜质、愿意献身科学研究事业的青少年群体。"2023 年 5 月,教育部等十八部门《关于加强新时代中小学科学教育工作的意见》发布,指出要"鼓励高校和科研院所主动对接引领中小学科学教育"。

中医药是打开中华文明宝库的钥匙,是弘扬和传播优秀文化的有效载体。当前,科技"原始创新"是催生新质生产力、引领高质量发展的核心力量。中医药领域是我国最有可能取得"原始创新"的领域之一。青少年在学生时期参与中医药科学创新教育,了解中医药在历史发展过程中的创新,对青少年科学素养的形成和科创思维模式的培养发挥文化浸润的作用,就像在孩子们心里播下了一颗小小的种子。

在现代医药研发事例中,许多学者从中医药经典方剂中获取灵感与线索,以屠呦呦为代表的国内外科学家在中医药领域取得了许多突破性成果。利用中医药行业中的科学研究案例,在青少年中开展中医药科创教育,对科学精神的传播、青少年科技后备人才的培养具有时代意义;同时,这也有助于提高青少年的健康素养和健康观,对中华民族优秀传统文化的传承与创新具有重要意义。

青少年科技创新的发展与现状

第一节 我国科技创新的发展与现状

 目前我国所处科技创新阶段

创新是国家和民族发展的重要动力,也是推动人类社会向前发展的关键力量。"推动要素集合,促进协同创新,形成创新力量"已成为我国加速实施创新驱动发展战略的核心内容。

自"十三五"规划实施以来,我国的创新效率显著提高,已经跻身世界创新型国家的行列。在一些前沿领域,我国的科技创新水平已经处于世界领先地位,进入了领跑阶段。我国的科技创新已迈入高质量发展的新时代,国际地位和科技总体发展水平发生了巨大的历史性变化,成为具有重要国际影响力的科技大国,科技实力跻身世界前列。根据世界知识产权组织发布的《全球创新指数报告》,我国的创新指数从 2016 年的第 25 位上升至 2019 年的第 14 位,已经超过英国,位列发展中国家之首。这为实现"跻身创新型国家前列"和"建成世界科技创新强国"的中长期目标奠定了坚实的基础。

总体而言,我国建设世界创新强国已具备加速发展的基础。科技发展正处于由数量高增长向高质量发展转变的关键时期,科研体系日益完善,人才队伍不断壮大,科学、技术、工程、产业的自主创新能力迅速提升。庞大的国内外市场规模、完善的国家产业体系与全球产业链的深度融合,以及巨大的多样化、多层次消费需求与互联网时代创新效率的提升相结合,为创新提供了广阔的发展空间。中国特色社会主义制度的优势为加快建设创新型强国提供了坚实的保障。

 我国科技创新体系

我国已经建立了世界上独一无二的研发创新体系,这一体系结合了非国有与国有的创新力量,形成了大一统与各方自主创新的新格局。在这个体系中,企业是技术创新的主要承担者,它们与原有的中央和地方科研机构、大学、部门行业研究机构以及国防科技研究机构一起,在国家科技规划的指导下,既展开竞争又进行合作,极大地促进了科技创新力的释放和科技生产力的解放。

在"十三五"国家科技创新规划和中长期科技发展规划纲要(2006—2020年)的指导下,科技创新体制机制的改革不断深化。科技机构改革稳妥推进,整合调整了原科技部、原外专局、自然科学基金委员会的重点工作,构建了战略引领、资源统筹、创新服务、重大攻关四大板块。科技体制改革向纵深推进,科技领域的"放管服"改革持续深化,有利于创新的市场环境不断完善,重点领域和关键环节取得了实质性突破。

以增加知识价值为导向的分配政策得到全面实施,科研单位的自主权进一步扩大。政府制定并出台了《关于扩大高校和科研院所科研自主权的若干意见》《关于深化项目评审、人才评价、机构评估改革的意见》《关于优化科研管理提升科研绩效的若干措施》等政策文件,科技成果处置收益权进一步下放。这些措施不断激发了企业和科技人员的创新创业积极性,高校和科研院所的成果转化在"量"和"质"上都实现了增长,进一步激发了社会的创新创造活力。

 综合创新能力方面存在的问题

(一)科技创新发展不平衡

我国目前的原始创新能力尚需提升,尤其在自主提出重大科学命题和有效解决关键产业问题的能力方面。与发达国家相比,我国在中高端科技供给能力上仍有显著差距,关键核心技术存在明显的"心脏病"问题,即依赖他人的关键技术,以及普遍存在的"缺芯少基"现象,即缺少核心技术和基础支撑。虽然系统集成能力较为突出,但在集聚和整合全球科技创新资源方面的能力还有待加强。此外,再创新能力不足,对国外产业技术发展路径的依赖性较强。

研发投入的结构也存在失衡,尤其是在基础性研究领域,这已成为制约我国原始创新能力提升的最大短板。基础研究、应用研究与试验发展的经费分配并不均衡。基础研究是提升我国原始创新能力的关键瓶颈,也是未来科技创新工作的重点,是创新体系的根基。

(二) 创新活动发展不充分

尽管我国已经建立了以企业为主体的技术创新体系,2017 年企业研发经费支出占全国总支出的比重达到 77.6%,但与全球创新领先的国家相比,企业整体的研发投入强度还相对较低。我国的研发机构数量庞大,但它们之间存在定位不明确、交叉重叠以及合作不足的问题,这影响了协同效应的发挥。

我国拥有世界上规模最大的高等学校及研发队伍,它们是基础研究和应用研究的创新主体。然而,这些机构在定位、聚焦和资源分配上还存在不明确和重复的问题,未能充分发挥在基础性、前沿性、长远性科技创新以及知识创新方面的作用。

在科技创新高端人才方面,我国虽然拥有世界上最大的科技人才队伍,但面临人才多而不精、大而不强的问题。当前缺乏世界级的科学家、战略科学家、科技领军人才以及高层次和拔尖创新人才,中青年人才和冷门、偏门领域的短缺人才也亟须补充。此外,我国科技人才的国际化程度也需要进一步提高。

虽然我国科技领域的全职研究人员总数超过了美国和欧盟,但从每千劳动力中的研究人员比重来看,这一比例远低于美国、欧盟等发达国家。这表明我国在科技人才的质量和效能上还有较大的提升空间。

(三) 创新引领尚未全面实现

我国科技创新在高端供给能力方面存在不足。核心技术的高对外依存度导致在关键领域的技术创新受限于外部,这难以满足通过创新引领产业转型升级的需求。此外,科技成果转化体系尚不完善,主要问题包括创新成果转化相关的政策法规不健全、缺少专业服务机构和专业人才,以及尚未建立有效的成果转化评价体系。随着《国家中长期科学和技术发展规划纲要(2006—2020年)》的实施,我国的创新发展战略需要适应新的发展阶段,从跟随赶超型向引领型转变。这种转变对于更有效地应对日益激烈的国际竞争和探索创新领域的"无人区"至关重要。

四 "十四五"进入创新发展黄金期

在《中共中央关于制定国民经济和社会发展第十四个五年规划和二〇三五年远景目标的建议》(以下简称《建议》)中,明确提出了"坚持创新在我国现代化建设全局中的核心地位,把科技自立自强作为国家发展的战略支撑,面向世界科技前沿、面向经济主战场、面向国家重大需求、面向人民生命健康"的重要论述。这不仅是《建议》中关于科技发展的新论述,也是"十四五"期间应秉承和践行的国家科技发展新理念。

当前,我国已经成为世界新兴创新大国,正处于从创新型国家行列向创新型国家前列迈进的关键时期。"十四五"时期是我国迈向第二个百年目标的开局期,也是迈入创新型国家前列、如期建成世界创新强国的开局期。加快建设世界创新强国应成为"十四五"现代化建设全局的战略举措,坚定实施创新驱动发展战略,强化创新作为第一动力的地位和作用,不断提高创新质量,实现创新对高质量发展的全面引领。

在"十四五"时期,实现创新发展的全面引领作用,为我国到2035年跻身创新型国家前列奠定坚实基础,为实现社会主义基本现代化提供全面战略支撑。我国要加快建设世界创新强国,推动创新高质量发展、实现创新全面引领;在全球科技发展的关键领域和前沿方向进入领跑阶段,成为第四次工业革命和新一轮全球创新的引领者、推动者、贡献者。把"改革、开放、创新"作为基本国策,把创新摆在国家发展全局的核心位置,坚定不移地走中国特色自主创新道路,坚持自主创新、全面跨域、引领发展、贡献人类的方针。尽快打破对传统创新路径的依赖,加快实现我国整体科技水平从"跟跑""并行"向"领跑"的战略转变,加快实现创新模式从模仿跟随到引领的战略转型,加快实现在前沿科学领域从知识利用者到知识创造者的转变。

完善以知识创新体系、技术创新体系、市场创新体系、现代经济体系、人才储用体系、区域创新体系、国际创新体系、创新支撑政策体系和创新战略方法体系构成的中国特色国家创新体系,全面提升国家创新体系整体效能。确保如期进入创新型国家前列,为建成世界科技强国奠定坚实基础,为实现"两个一百年"奋斗目标和中华民族伟大复兴提供强大动力。

（一）"十四五"时期科技创新的世界大势与中国优势

当前，世界正经历着百年未有之大变局，新一轮科技革命和产业变革正深入发展。国际力量对比正在发生深刻的调整，而和平与发展仍然是时代的主题。人类命运共同体的理念日益深入人心。然而，同时我们也面临着日趋复杂的国际环境，其中不稳定性、不确定性明显增加。

"十四五"时期，世界科技创新的大势将趋于复杂化。纵观人类历史，科技创新在推动世界发展和人类进步中扮演着极其重要的角色。在百年未有之大变局下，国际环境的复杂性、不稳定性、不确定性已成为新常态，相应地，科技创新的世界大势也将趋于复杂化。一方面，国际科技创新力量对比正在发生深刻的调整。国际贸易摩擦和新冠肺炎疫情对国际产业链、供应链造成了阻碍，甚至导致了断裂，全球价值链面临重构。各国都在积极寻找推动新一轮经济发展的新引擎，科技创新在推动全球价值链重构中的作用日益凸显。未来，拥有快速科研发展能力和高自主创新能力的国家将能够向科技产业链、全球价值链的上游攀升，并在国际科技创新格局中不断提升自身地位。另一方面，科技创新国际合作始终是一个发展趋势。随着全球产业分工的不断加强，闭门造车的科技创新方式已不再适应当今及未来发展的需求，科技创新需要汇聚更广泛的智慧和力量。

中国需要发挥自身优势，把握科技创新的机遇。十九届五中全会指出，"实行高水平对外开放，开拓合作共赢新局面。坚持实施更大范围、更宽领域、更深层次对外开放，依托我国大市场优势，促进国际合作，实现互利共赢"。这要求我们更加重视科技自主创新，尤其是原发性科技创新。随着国际贸易摩擦的日益频繁，逆全球化趋势的抬头，以及全球产品供应链受到的人为干扰，特别是以美国为代表的西方发达国家对以中国为代表的新兴经济体和发展中国家实施的高新技术断供政策，我国更加需要重视本国科技的自主创新。我们需要梳理"卡脖子"技术清单，并将其作为科技创新的重点，因为关键核心技术是买不来的。只有通过不断增强中国科技自主创新的意识，积极学习借鉴国际先进经验，并向世界分享更多的中国科技创新成果，我们才能在应对全球化挑战中贡献更多的"中国智慧"。

（二）"十四五"科技创新特色和阶段特征

科技创新正成为推动高质量发展的新动能。我国在战略性新兴产业领域的科技创新不断取得突破，这些成就显著提升了我国经济发展的质量与效益。随着科技创新的推动，战略性科技新兴产业也在逐步发展壮大。十九届五中全会提出，要"坚持把发展经济着力点放在实体经济上，坚定不移建设制造强国、质量强国、网络强国、数字中国，推进产业基础高级化、产业链现代化，提高经济质量效益和核心竞争力"。

科技创新还起着支撑和引领新发展格局的关键作用。全会强调，要"坚定不移贯彻创新、协调、绿色、开放、共享的新发展理念"。科技创新在我国的创新体系中占据核心地位，与经济、社会、文化等方面紧密相连，实现协调发展。科技创新是实现更高水平开放的基础，是推动发展的根本动力，也是共享发展成果的重要支撑。

展望未来，我国将形成以国内大循环为主体，国内国际双循环相互促进的新发展格局。这一战略判断是根据中华民族伟大复兴的战略需要以及世界百年未有之大变局所做出的。

（三）科技创新与体制机制创新"共同驱动"

充分发挥社会主义制度的优势，是我国打好关键核心技术攻坚战的关键。关键核心技术受制于人已成为制约经济社会进一步发展的瓶颈。我们必须利用我国社会主义制度集中力量办大事的显著优势，依托我国超大规模市场和完备的产业体系，发挥企业在技术创新中的主体作用。同时，积极参与全球高端科技产业合作，加快引进消化吸收再创新的步伐。更为重要的是，加强研发设计、科学技术的原发性、自主性创新，构筑中国的科技核心竞争力。我们要努力打造科技、教育、产业、金融紧密融合的创新体系和世界级科技创新中心，吸引全球范围内的高端人才在我国就业、创业、创新。进一步加强我国教育培训及配套体系建设，巩固基础教育，大力发展创新教育，培养具有国际化视野、水平、能力的创新人才，为我国科技自主创新培育坚实的后备力量。创建举国体制，凝聚全国力量在特定科技创新领域集中攻关，为实现国家科技强国目标提供有力支持。

坚持科技创新与体制机制创新，加强基础研究，着力突破关键核心技术壁垒。我国不断加大基础研究支持力度，突出"从 0 到 1"的原始创新。纵观世界发达国家，科技领先、关键核心技术领先都与他们重视基础研究高度相关。我们要打造国家战略科技力量，提升科技攻关和应急攻关的体系化能力，统筹布局基础研究和关键核心技术攻关，构建系统、完备、高效的国家科技创新体系。我们要激发调动广大科技人员和创新主体的积极性、创造性，加快走出一条从人才强、科技强到产业强、经济强、国家强的创新发展新路径。加快跻身创新型国家前列和建设世界科技强国，我们必须坚持科技创新与体制、机制创新，切实加大基础性研究的投入，最大限度地发挥创新作为引领发展第一动力的效能。

坚持科技自立自强和开放合作，促进和提升科技成果转化和落地。开放合作是中国特色自主创新道路的应有之义，自立自强是进行开放合作的前提和基础。我们要开放合作、交流互鉴，推动中国科技创新。目前，我国科技成果转化率较低，与发达国家存在较大差距。要改变这种状况，必须以全球视野谋划科技创新，积极融入全球创新网络。我们要努力与世界各国就科技政策、发展规划、科研伦理以及共同关注的科学技术和创新领域开展对话交流，在开放合作中求同存异，努力形成更多国际科技治理的共识。进一步优化中国科技创新的法律政策环境，加强知识产权保护，为来华工作创业的海外人才提供平等机会和便利条件，努力让中国成为全球创新创业者青睐的一片热土。

五 上海科技创新的发展

上海作为我国改革开放的排头兵和创新发展的先行者，在全面深化改革，破解制约创新驱动发展瓶颈进程中起着至关重要的作用。在我国经济发展新常态下，上海一方面肩负"率先转变经济发展方式"的重大历史使命，另一方面也在加快建设具有全球影响力的科技创新中心。科技创新政策作为政府对创新活动进行宏观调控的重要手段，在创新资源配置、创新行为规范和创新活动引导等方面具有重要意义。

(一) 科学技术是生产力(1978—1994 年)

1978 年 3 月，全国科技大会重申"科学技术是生产力"这一观点，我国迎来了科学的春天。同年，上海科技大会提出"抢时间、争速度，在 21 世纪内把上海建成一个具有世界先进水平的科学技术基地"战略目标。随后，上海总体围绕

"改造传统技术和发展新兴技术,改善产业结构和提升产业能级"这一主线开展科技工作。

21 世纪 80 年代中后期至 1994 年,上海根据新技术革命挑战和产业技术进步的需要,确立以发展高新技术为核心的科技发展战略思路。

总体上,该时期上海科创政策在创新主体方面,强调企业、高校院所和科技人才的创新作用,鼓励科研院所与企业加强横向联系,建立科研生产联合体和联营企业;在政策工具层面,通过财税优惠、贷款贴息、咨询调解和技术服务等资源投入型策略支持企业技术改造,通过人才激励、开发与培养策略调动科技人员积极性;在产业布局上,大力发展高新技术及产业,加速高新技术向产业转移,促进上海产业结构调整。

(二) 科教兴市(1995—2005 年)

1995 年 8 月,上海第二次科技大会提出"科教兴市"战略。同年 10 月,上海市委和市政府制定《关于加速上海科技进步的若干意见》,对实施"科教兴市战略"、培育高技术产业、促使企业成为技术开发主体等问题做了政策性规定。

2003 年,《上海实施科教兴市战略行动纲要》强调通过增强企业核心竞争力、国有经济主导竞争力、区域整体竞争力、城市综合竞争力,为加快建设社会主义现代化国际大都市提供坚实支撑。"科教兴市"提出了"大科技"理念,促使各方力量形成合力,以科技推动城市高水平发展。

总体上,该时期上海科创政策在创新主体方面,继续强化对企业和人才的支持,进一步确立了企业的创新主体地位,同时积极探索以企业为主体的产学研联合机制;在政策工具层面,主要运用财政资助、贷款贴息、财税优惠、知识产权保护等供给型策略加大对科技创新活动的支持,尤其是对转移转化和产业化的支持;在产业布局上,加大对高新技术产业,尤其是信息技术、先进制造技术、现代生物技术、新材料技术和绿色技术领域的支持。

(三) 加强自主创新、建设创新型城市(2006—2014 年)

2006 年 3 月上海召开第三次科技大会,会议提出要贯彻落实胡锦涛总书记提出的"四个率先"要求,着力突破制约发展的制度瓶颈,探索具有中国特色和上海特点的自主创新道路,为加快建设创新型国家做出更大贡献。随后,《上海中长期科学和技术发展规划纲要(2006—2020 年)》和 36 条配套政策以加强前瞻布局、率先提高自主创新能力为目标,瞄准城市创新体系和自主创新能力建设的瓶颈,推出增加科技投入、加强企业自主创新能力、加强人才培养与引进、实施知识产权战略、实施创新驱动发展战略等一系列措施。

总体上,该时期上海科创政策在创新主体方面,产学研联合体、创新园区和创新平台等联合性创新主体地位得到加强。在政策工具层面,高频工具应用趋于多样化,如财政支助、人才培养与引进、体制机制建设、监督管理、考核评估等,实现对整个创新环节的引导和激励。在产业布局上,以高新技术产业和战略性新兴产业为对象,实施产业培育工程,促进产业能级提升。

(四) 加快建设"具有全球影响力的科技创新中心"(2015 年至今)

为了全面落实中共中央关于上海要加快向具有全球影响力的科技创新中心进军的要求,2015 年上海提出《关于加快建设具有全球影响力的科技创新中心的意见》,随后出台《上海市科技创新"十三五"规划》等政策,为上海加快建设"具有全球影响力的科技创新中心"做出了具体的制度安排。在此阶段,政策重在推进技术创新体系建设和创新环境建设。在创新主体方面,以企业为主体,重点关注产学研用协同的技术创新体系建设,旨在全面激发各类创新主体的创新动力和活力,支持企业通过各种途径获得重要产业领域的核心关键技术。在政策工具层面,政策更加注重对创新活动的宏观调控,进一步加大创新环境建设力度,目标规划、考核评估、法规管制、服务平台建设和科研经费等成为使用较为频繁的政策工具。在产业布局上,积极推动创新型经济和品牌经济发展,促进文化创新产业与实体经济深度融合。

第二节 常见青少年科技创新赛事

目前,科技创新已进入高质量发展时代,国家越来越重视对青少年创新创业能力的培育,开展了众多科技创新大赛。举办创新大赛的宗旨在于推动青少年科技活动的蓬勃开展,培养青少年的创新精神和实践能力,提高青少年的科技素质,鼓励优秀人才的涌现;提高科技辅导员队伍的科学素质和技能,推进科技教育事业的发展。

青少年科技创新赛事主要包括 3 类：第 1 类是国际级的科技大赛，如奥林匹克各类竞赛、英特尔国际科学与工程大赛；第 2 类是国家层面组织开展的竞赛，如全国青少年科技创新大赛、全国奥林匹克学科竞赛等；第 3 类是由省教育厅（市、县、区教育局）、科协、科技厅（局）等多家政府机构立项主办的适合中小学生的省（市、县、区）竞赛活动。

 英特尔国际科学与工程大赛

（一）活动简介

英特尔国际科学与工程大赛（Intel International Science and Engineering Fair，Intel ISEF），素有全球青少年科学竞赛的"世界杯"之美誉，是全球规模最大、等级最高、也是唯一面向 9～12 年级（即初三至高三）中学生的科学竞赛。其前身为科学服务社（Science Service）于 1950 年创办的美国中学生科学博览会。英特尔公司从那时起赞助这一赛事至今。竞赛学科包括了所有自然科学和部分社会科学内容，它为全球最优秀的小科学家和发明家们提供了交流思想、展示最新科技成果的舞台。

每年有来自 70 多个国家的超过 2 000 名青少年为了赢得 22 个科学类别和 1 个团队项目类别的总价值超过 400 万美元的奖金和奖品而展开激烈的角逐。获奖者除了获得高额奖金外，还可参加当年诺贝尔颁奖典礼。美国麻省理工学院林肯实验室（一个发现小行星的机构）还会以获奖者的名字为一颗小行星命名，并且能优先就读哈佛大学、麻省理工学院等国外名校以及北京大学等国内名校。

自 2000 年起，英特尔公司开始与中国科学技术协会（简称中国科协）合作，每年赞助中国学生参加这一比赛。迄今，已经有 350 名中国学生携 244 个项目参加了这一赛事，并赢得了 204 个奖项。同时，中国科协自 2004 年起，在这项比赛中设立"中国科协主席奖"，奖励 5 个优秀科学研究项目，每个项目奖金 3 000 美元。2014 年对奖项进行了调整，获奖名额增加至 10 个项目，每个项目的奖金调整为 1 200 美元，总奖金额度为 12 000 美元。

（1）举办时间：每年 5 月，历时 7 天左右。

（2）地点：在美国匹兹堡、凤凰城、洛杉矶这 3 个城市轮流举办。2024 年

Intel ISEF 在美国洛杉矶举办。

（3）主办单位：美国科学与公众社团（Society for Science & the Public，SSP）。

（4）参赛条件：比赛当年 5 月 1 日前，年龄需在 20 岁以下；项目的研究持续时间不超过 1 年；集体项目人数为 2～3 人；英语听说读写能力强。中国科协青少年中心在 1 月份组织冬令营，选拔出参加的队员和项目。

（5）学生和项目名额：21 个项目，42 名选手。

（6）推选单位：中国科协青少年科技中心。

（二）参赛信息

1. 参赛对象

面向 9～12 年级（即初三至高三）中学生，具有创新性、独立性、合理性、完成的科研项目。以个人或 3 人以下（含 3 人）团体项目为主。

2. 参赛学科

共 22 个学科，分别是动物学、行为与社会科学、生物化学、生物医学和健康科学、生物医学工程、细胞和分子生物学、化学、生物信息学、地球与环境科学、集成系统、化学能源、物理能源、机械工程、环境工程学、材料科学、数学、微生物学、物理学和天文学、植物学、机器人和智能机器、系统软件、转化医学。

3. 参赛流程

根据 ISEF 的国际规则，参赛选手必须为一个地区科技竞赛的优胜者。目前，根据我国地理分布和青少年科技活动发展水平，全国共划分为 8 个赛区，作为 ISEF 的附属竞赛，按各赛区来选拔选手参赛，比如"全国青少年科技创新大赛""中学生英才计划"等。

4. 评审原则

ISEF 评委的甄选原则是：必须拥有博士学位，或拥有 8 年相关科研经验，志愿参加 ISEF，大赛无费用提供。裁判由主办机构的组委会遴选。ISEF 每年邀请 1000 多名不同科学和工程学学科的专家，包括数十位诺贝尔奖获得者，负责评判项目，并在大赛期间与学生进行广泛的交流。另外，大赛有完善的回避机制，不允许评委评审本国学生。最后，各小组项目经过十几位评委打分后，再由小组所有评委一起表决，完成奖项的定夺。评委小组的主席只掌握组织权，无表决权。所以，ISEF 的结果将保证绝对公平、公正。

评审原则：选题符合青少年认知水平，完成过程符合青少年能力水平，全部由自己动手完成。ISEF 的宗旨能更好地说明优秀的教育理念——"pick up the best, encourage the rest(挑选最好的,鼓励其余的)"。在这场人人平等的科学盛宴上,比赛、竞争都被丢在幕后,幕前学生面对的只是"同行们"友善的交流。

5. 评分标准

ISEF 的评委有两类:学科大奖评委与专项奖评委。专项奖评委组成小组,可以按照他们自己的标准评审,并制订自己的问辩程序安排。

(1) 创新性:问题的提出有原创性和创新性;研究的解决方法有原创性;解决方法和效率,以及方法有可靠性。

(2) 科学思维与工程目标

1) 科学思维:清晰明确的陈述;研究问题进行了合理的界定;有研究计划;变量的定义和选择;是否有对照;结论是否有足够的数据支持;是否认识到研究的局限性;是否认识到与相关研究的关系;是否考虑了下一步的研究;是引用了科学文献,还是只引用了大众读物。

2) 工程项目:目标清晰;目标与需求密切相关;解决方案的实用性、可接受性、经济性;解决方案能否用于终端产品;解决方案是否具有先进性;是否经过了实际使用条件下的测试和验证。

(3) 完整性:研究目标是否完全被实现;问题是如何得到完美解决;结论是基于一次实验还是反复试验;项目记录是否完整;是否意识到有其他解决方案;在项目上所花费的时间;是否熟悉科学文献;使用设备的来源。

(4) 技能:选手是否有实验设计与操作能力,是否能利用计算机来获得研究所需要的数据;项目实施地点在哪里;是否有人协助实验,成人指导占多大比例。

(5) 清晰性:决赛选手讨论项目的清晰性;文字材料是否与选手对项目的理解一致;对研究项目各个阶段是否采用有序的方式陈述;数据表现的清晰性;结果陈述的清晰性;展示对阐释项目的效果如何;坦白陈述。

(6) 团队合作:是否明确表示了成员各自的任务与贡献;每个成员是否充分深入了解所有内容;总的工作成果是否反映了团队成员的协作精神。

6. 奖项设置

最高奖戈登摩尔奖奖金为 7.5 万美元,英特尔基金会青年科学家奖奖金为 5 万美元;学科类特等奖奖金为 5 000 美元,学科类一等奖奖金为 3 000 美元,学科类二等奖为 1 500 美元,学科类三等奖为 1 000 美元,学科类四等奖为 500 美元。此外,还有各类专项奖。

 ## 二 欧盟青少年科学家竞赛

欧盟青少年科学家竞赛(European Union Contest for Young Scientists)1989 年由欧盟委员会发起,目前由欧盟科研与创新总署管理并提供经费。该项赛事旨在在欧洲范围内搭建一个高水平的青少年科技交流平台,促进有相同兴趣爱好的青少年科学家之间的合作与交流,引导他们未来从事与科学相关的工作。

比赛主要面向欧盟成员国和其他欧洲国家的高中及大学一年级学生(14~21 周岁),中国及日本、韩国、加拿大、美国等 8 个国家作为国际特邀国家参赛。赛事涉及生命科学、生物技术、化学、地球科学、工程学、环境科学、信息和计算机科学、数学、医学、微生物学、物理、社会科学 12 个学科。中国科协青少年科技中心从 2002 年开始组团参加此项比赛。

(1) 举办时间:每年 9 月,历时约 6 天。

(2) 地点:欧盟各成员国轮流举办。

(3) 主办单位:欧盟科研与创新总署。

(4) 参赛条件:年龄 14~21 岁;参加比赛时接受大学教育不能超过 1 年,并且项目是在进入大学前完成的;之前没有参加过欧盟竞赛,即使项目不同也不可以;全国创新大赛和"明天小小科学家"一等奖及以上研究项目;英语听说读写能力强(比赛期间不提供翻译志愿者)。

(5) 学生和项目名额:3 个项目,最多 6 名学生。

(6) 推选单位:中国科协青少年科技中心。

 ## 三 国际可持续发展项目奥林匹克竞赛

国际可持续发展项目奥林匹克竞赛 [International Sustainable World Project(Energy, Engineering and Environment),I - SWEEEP]是由宇宙基金会(Cosmos Foundation,CF)和美国国家航空航天局(National Aeronautics and Space Administration,NASA)共同主办的面向中学生的可持续发展科研

项目竞赛。I‑SWEEEP 是全球同类赛事中等级最高、参与面最广、规模最大的科学赛事。

每年约有来自 60 个国家及地区的 1 600 余名选手参加。该赛事最初由非营利组织 CF 主办，近几年改为由基础教育公立学校组织，各行业领导者和高等教育机构支持。该赛事和美国国内及国际各科技赛事组织者通过一系列比赛共同集聚了一流的参赛者和参赛作品。其目标是就全球可持续发展所面临的挑战，激发学生的兴趣和意识；帮助学生把握相关议题；探寻解决问题的可行性方案；引起青少年关注；加快世界可持续发展进程。本竞赛为参赛获奖者设置了约 35 万美元的奖金、助学金等奖励。中国科协青少年科技中心从 2010 年开始组团参加该项比赛。

（1）举办时间：每年 4 月底至 5 月初，为期 1 周。

（2）地点：美国休斯敦。

（3）主办单位：和谐公立学校。

（4）参赛条件：年龄 14～21 岁；参加比赛时接受大学教育不能超过 1 年，并且项目是在进入大学前完成的；全国创新大赛和"明天小小科学家"一等奖及以上研究项目；英语听说读写能力强（比赛期间不提供翻译志愿者）。

（5）学生和项目名额：3 个项目，最多 6 名学生。

（6）推选单位：中国科协青少年科技中心。

四 日本超级理科高中生展示活动

日本超级理科高中生展示活动由日本文部科学省和日本科技振兴机构共同主办，从 2004 年开始举办，每年举办 1 次，是日本"超级理科高中计划"（简称"高中计划"）中的重要组成部分，面向"高中计划"的项目学校，旨在激发学生兴趣，让学生崇尚科学、严谨治学、善于探究，提高学生创新能力的一项重要竞赛活动。2011 年，主办方开始邀请中国、韩国、德国、美国等其他国家和地区的优秀学生参加活动，中国科协青少年科技中心也是从这一年开始组团参加此项活动。

（1）举办时间：每年 8 月，历时约 3 天。

（2）地点：日本。

（3）主办单位：日本文部科学省、日本科技振兴机构。

（4）参赛条件：高中学生；英语听说读写能力良好；有科学研究项目；必须是集体项目。

（5）学生和项目名额：3 个项目（每个学校 1 个项目），6 名学生。

（6）推选单位：中国科协青少年科技中心。

五　全国青少年科技创新大赛

（一）活动简介

全国青少年科技创新大赛（China Adolescents Science & Technology Innovation Contest，CASTIC）。创立于 1982 年，开始是每 2 年一届，而后改为每年一届。

CASTIC 是由中国科协、教育部、科技部、环保总局、体育总局、自然科学基金委、共青团中央和全国妇联联合主办的青少年学生科技竞赛和展示，是一项全国性青少年科技创新成果和科学探究项目的综合性科技竞赛，面向在校中小学生开展的具有示范性和导向性的科技教育活动之一，也是目前我国中小学各类科技活动优秀成果集中展示的一种形式。

青少年科技创新大赛包括省（市）赛和全国赛。学生首先要参加基层的选拔活动，由各省、自治区、直辖市按规定名额和要求推荐优秀者参加全国创新大赛。其活动宗旨是推动青少年科技活动的蓬勃开展，培养青少年的创新精神和实践能力，提高青少年素质，鼓励优秀人才的涌现；提高科技辅导员队伍的科学素质和技能，推进科技教育事业的普及与发展。

"全国青少年科技创新大赛"已成为我国国内面向在校中小学生开展的规模最大、层次最高的青少年科技教育活动。全国青少年科技创新大赛每年举办的主题不同。

（二）参赛信息

1. 参赛对象

国内在校中小学生（包括普通中小学、特殊教育学校、中等职业学校、国际学校），每个参赛学生（包括集体项目的学生）在一届大赛中，只能申报 1 个项目参加科技创新成果竞赛。

参加全国竞赛的项目从省级竞赛获奖项目按规定名额择优推荐。

参赛者须承担申报作品全部或主体研究工作。小学生作品选题原则上需与日常生活相关。

参赛作品须在终评活动当年 7 月 1 日前 2 年内完成。

集体项目的申报者不得超过 3 人，并且必须是同一地区（指同一城市或县域）、同一学段（小学、初中、高中或中专）的学生合作项目。集体作品不能在研究过程及参赛中途加入新成员。每名成员都须全面参与、熟悉作品各项工作，合作、分担研究任务，提交的研究成果应为所有成员共同完成，且在申报时予以说明。

2. 作品分类

A 类：选题专业性较强，且需具备较为深厚的专业基础，并在专业实验室或专业机构完成的作品。

B 类：选题源于日常生活，能够为经济社会发展或社会生活带来便利的小发明、小制作、小论文等。

小学生原则上只能申报 B 类作品，如申报 A 类作品，将按中学生评审标准参赛。

3. 学科分类

小学生研究项目涉及 5 个领域：物质科学、生命科学、地球环境与宇宙科学、技术、行为与社会科学。

中学生研究项目涉及 8 个领域：数学、物理与天文学、化学、生命科学、计算机科学与信息技术、工程学、环境科学、行为与社会科学。

4. 评审原则

重点考察参赛学生的科研潜质和创新素养。

（1）科研潜质：参赛学生对科学具有浓厚的兴趣，对本人研究的成果具有强烈的分享意愿，具有一定的科学素养和严谨的科学态度；学生对于科学研究工作的基本规律和方法有一定理解，基础科学理论和知识掌握扎实、运用准确。

（2）作品选题：作品选题符合青少年认知能力和成长特点，研究方法和研究技术合理可行，实验材料和仪器设备能够合规获取和使用。

（3）作品水平

1）创新性：作品的立意、提出的观点以及研究的方法等方面有新意、有创见。分析问题、实验设计、技术路线、数据处理方法独特。

2) 科学性:作品符合客观科学规律,立论明确,论据充分。研究方法和技术方案合理。

3) 完整性:作品已取得阶段性研究成果;有足够的科学研究工作量(调查、实验、制作、求证等);原始实验数据和研究日志等记录规范、资料齐全,研究和分析数据充分,有说服力。

4) 实用性:作品成果能够进行市级应用,可对经济社会发展或生产生活产生积极影响。

(4) 评审程序和办法

1) 资格审查:包括形式审查和学术审查。

2) 初评:通过资格审查的作品进入初评。初评为网络评审,项目初评通过率约为80%。

3) 终评:①等级奖评审,大赛组委会选聘高等院校、科研院所的学科专家组成终评评审委员会,以多环节、多元化命题评价方式对参赛学生进行综合评价,并按照A、B类分别评选产生大赛各奖项。②专项奖评审,由设奖单位评选。专项奖评审原则不得与大赛评审原则相悖。

(5) 表彰和奖励

奖项分为等级奖和专项奖。入围终评作品的等级奖获奖比例约为80%。

等级奖由大赛组委会组织评审,分为一、二、三等奖。各奖项的获奖比例约为一等奖15%、二等奖35%、三等奖50%,颁发证书和奖牌,由主办单位进行表彰。专项奖由设奖单位进行表彰,颁发证书、奖金或奖品等。

六 中国青少年科技创新奖

(一) 活动简介

中国青少年科技创新奖被誉为中国青少年科技创新领域最高荣誉。2004年,在邓小平同志100周年诞辰之际,按照邓小平同志遗愿,把他生前的全部稿费100万元捐献出来,用于鼓励青少年的科技创新。中国共产主义青年团中央委员会、中华全国青年联合会、中华全国学生联合会、中国少年先锋队全国工作委员会共同设立了中国青少年科技创新奖励基金。2008年12月,新世界中国地产有限公司、香港卓越集团投资有限公司又分别向中国青少年科技创新奖励基金各捐赠人民币 1 000 万元。同时,自 2008 年第 5 届评选表彰起,将奖励对象扩展到港澳地区在校学生,每年奖励 100 名小学到博士阶段的学生。

(1) 举办时间:8 月。

(2) 地点:北京。

(3) 主要内容:中国青少年科技创新奖面向全日制在校学生个人设奖,基金主要奖励在校大、中、小学生,每年奖励 100 人左右。申报实行组织遴选与社会推荐相结合,各地候选人可由省级团组织统一组织申报,也可由国内科技教育领域的权威专家联合推荐。评审坚持公开、公平、公正原则,评审结果向社会公布。设研究生、大学本(专)科生、高中生、初中生、小学生 5 个组别。研究生和大学本(专)科生获奖者每人颁发奖金 20 000 元,中、小学生获奖者每人颁发奖金 5 000 元,同时分别颁发荣誉证书和奖杯。

(4) 参赛条件:热爱科学,乐于探究,积极实践,勇于创新;在科技创新方面取得突出成绩或显示较大潜力。

(5) 学生和项目名额:符合条件的青少年 100 名。

(6) 推选单位:各省(市)团委推荐。

(二) 参赛信息

1. 推荐标准

中国青少年科技创新奖的推荐标准是:认真学习邓小平理论和"三个代表"重要思想,树立和落实科学发展观;热爱祖国,遵纪守法,德智体美全面发展;热爱科学、乐于探究、积极实践、勇于创新;在科技创新方面取得突出成绩或显示较大潜力。被推荐人的年龄不超过 28 周岁。

在上述标准基础上,对具备下列条件的候选人予以优先考虑:"挑战杯"全国大学生课外学术系列竞赛中特等奖获得者;在国际核心学术期刊上发表论文或论文被 SCI 收录者;学术科研成果具有较高的理论价值和推广价值,或应用于实践领域产生显著社会经济效益者;在全国青少年科技创新大赛等活动中表现突出者;在其他国内外科技竞赛中取得优异成绩者。

2. 推荐方式

中国青少年科技创新奖采取组织推荐和社会推荐相结合,以组织推荐为主的方式进行,由各省级团组织统一协调。候选人可由省级团委统一组织推荐,也可由国内科技教育领域的权威专家联名推荐。组织推荐的基本程序是:学校党团组织审核推荐;省级团组织审核推荐。社会推荐的基本程序是:专家老师联名推荐;省级团组织认定推荐。各省级团组织确定推荐候选人名单后,通报候选人所在单位及有关组织,在一定范围内公示,公示时间一般不少于3天。

七 上海市百万青少年争创"明日科技之星"活动

(一) 活动简介

上海市百万青少年争创"明日科技之星"活动是由上海市教育委员会、上海市科学技术委员会、上海科普教育发展基金会共同主办,全面落实教育部等十八部门联合印发的《关于加强新时代中小学科学教育工作的意见》,以及《上海市建设具有全球影响力的科技创新中心"十四五"规划》《上海市青少年发展"十四五"规划》决策部署,以全面提升青少年科学素养,为上海科创中心建设培养更多具有创新精神和实践能力的青少年科技后备人才为目标开展。

(二) 参赛信息

1. 申报对象和原则

凡参加争创"明口科技之星"活动的小学生团队,采取区级推荐和团队自荐的方式在网上报名,小学生团队成员为3人,且必须为同一学校的在校学生。

凡参加争创"明日科技之星"活动的中学生个人或团队,须经各区组委会评审推荐,中学生团队成员不超过3人,且必须为同一学校的在校学生。

凡参加争创"明日科技之星"活动的大学生个人或团队,须为上一年度9月30日前正式注册的本市全日制高校在读专科生、高职生、本科生、硕士研究生或博士研究生,大学生团队成员不超过3人,且必须为同一学校的在校学生。

争创"明日科技之星"活动注重对学生综合素质的测评,注重对学生研究与创新过程的评价。活动过程将严格执行科学的测评标准,并对学生的科学知识、科学思想、科学方法和科学精神等综合素质进行考核和评定。

2. 评审办法

申报小学生争创"明日科技之星"活动的,按照"奇思妙想""快乐实践""队队争先"3个环节,对区级推荐、团队自荐的申报对象进行评审。

申报中学生争创"明日科技之星"活动的,在区级评审推荐基础上,由市组委会按照网上评审选拔、现场答辩互动和科学探究实践等环节,进行综合评价。

申报大学生争创"明日科技之星"活动的,在高校初审推荐基础上,由市组委会按照网上评审选拔、专家面对面、风采展示等环节,进行综合评价。

3. 评审结果

争创"明日科技之星"活动设"明日科技之星""明日科技之星提名""科技希望之星""创意作品""优秀导师""优秀辅导教师""活动先进个人""活动先进单位"等类别奖项。

 八 英才计划

(一) 活动简介

为贯彻落实《国家中长期教育改革和发展规划纲要(2010—2020)》有关要求,切实促进高校优质科技教育资源开发开放,建立高校与中学联合发现和培养青少年科技创新人才的有效方式,中国科协和教育部自2013年开始共同组织实施中学生科技创新后备人才培养计划(简称"英才计划")。

"英才计划"旨在选拔一批品学兼优、学有余力的中学生走进大学,在自然科学基础学科领域的著名科学家指导下参加科学研究、学术研讨和科研实践,使中学生感受名师魅力,体验科研过程,激发科学兴趣,提高创新能力,树立科学志向,进而发现一批具有学科特长、创新潜质的优秀中学生,为"基础学科拔尖学生培养计划"输送后备力量,并以此促进中学教育与大学教育相衔接,建立高校与中学联合发现和培养青少年科技创新人才的有效模式,为青少年科技创新人才不断涌现和成长营造良好的社会氛围。

(二) 参赛信息

1. 学科范围
数学、物理、化学、生物、计算机。

2. 学生遴选

中学负责推荐品学兼优、学有余力、对基础学科具有浓厚兴趣的高中一、二年级学生参加报名。学生相应学科成绩排名应在年级前 10%，或者综合成绩排名在年级前 15%。学生根据个人兴趣爱好选报导师，并提交相应材料。

省级管理办公室和高校联合对报名学生的学科基础知识和创新潜质进行笔试、面试。笔试可选用全国管理办公室提供的五学科潜质测评试题，也可自行命题。省级管理办公室和高校根据学生报名材料和笔试情况确定进入面试人数，面试学生与入选学生比例原则上不少于 3∶1。学生通过面试后进入培养环节。

3. 学生培养

（1）培养周期："英才计划"学生培养周期为 1 年。培养周期结束后，学生可报名参加下一年度的培养，导师将给予优先考虑。

（2）培养原则

1）兴趣导向：导师应从中学生的兴趣和特点出发，遵循因材施教原则，制定切实可行的培养方案，使学生实质参与科学研究，锻炼学生自主发现问题、分析问题、解决问题的能力，激发学生对基础学科的兴趣。

2）名师引领："英才计划"导师以著名科学家为主，注重发挥著名科学家在精神熏陶、学术引领和人格养成中的重要作用。导师及培养团队应着眼于为国家培养未来拔尖科技创新人才，严格要求，精心培养，引导学生树立远大的科学志向。

（3）培养方式

1）导师培养：导师应充分利用高校科研平台和学术资源对学生进行培养；根据学生不同特点，采取指定阅读书目、参加学术讨论、听取学术报告、指导课题研究等方式培养学生，使学生真正了解学科发展方向，切实体验科研过程。对于兴趣爱好或科研项目属于交叉学科或边缘学科的学生，可以推荐高校内部不同学科导师、不同实验室或校际合作共同培养。导师应保证必要的时间和精力投入，保证学生见面次数，对学生进行当面指导。导师应要求学生投入必要的时间和精力，培养周期内到校参加培养不应少于 10 次，应督促学生在每次活动后登录网络平台提交"成长日志"，并对"成长日志"进行审核。

2）中学培养：参与中学要选派科技教师或学科教师对学生进行基础科研技能培训和沟通方式指导，督促学生按时完成培养任务，配合高校导师做好学生日常培养。

3）科学实践与交流活动：各学科工作委员会每年组织优秀学生参加学术会议、培训班、大师报告、夏（冬）令营、论坛、交流会等多种学科交流活动。全国管理办公室将组织野外考察等综合性实践活动，选拔推荐优秀学生参加国际竞赛或交流活动，与国内外优秀青少年、科学家进行交流，提高对世界科学前沿的认识，开阔国际科学视野。

4. 学生评价

为加强对学生培养工作的动态管理，明确阶段性培养目标，确保工作取得实效，全国管理办公室对学生进行初期评价、中期评价和年度评价。

（1）初期评价：导师需在4月初登录"英才计划"官网，对学生1～3月的培养状态、课题选题及进展等情况填写评价意见。

（2）中期评价：7月底前，省级管理办公室、高校以学科为单位组织学生进行中期汇报，解答学生问题，明确下半年培养目标，协调解决培养中的问题。同时由导师团队结合学生日常培养情况对学生进行评价，不合格者退出培养，由高校、省级管理办公室汇总后报全国管理办公室。

（3）年度评价：11月，学生提交课题报告、培养报告（包括读书报告、文献综述、实验记录、小论文等）、"成长日志"、导师评价等材料。全国管理办公室从科学兴趣、学科基础知识、创新及科研潜质、综合能力、英语交流能力等方面对学生进行全面考察，评选出年度优秀学生、合格学生和参加国际竞赛及交流活动候选学生。评价为合格和优秀的学生授予"培养证书"，评价为不合格的学生则不授予"培养证书"。

九 全国青少年文化遗产知识大赛

（一）活动简介

全国青少年文化遗产知识大赛是由中国文物保护技术协会主办，教育部批准的2022—2025学年面向中小学生的全国性竞赛，是教育部白名单赛事中唯一一项文博类竞赛，也是一项关于文化遗产知识性的公益比赛，旨在考察中小学生对文化遗产知识体系掌握的深度及广度，是涵盖人文、历史、地理、考古、中医药知识、传统文化等多维度的知识体系的竞赛。

（二）参赛信息

1. 报名条件

全国小学、初中、高中（含中专、职高）的在读学生均可报名。

2. 奖项设置

初赛（市赛）：通过线上答题形式，成绩优异的学生获得市级一、二、三等奖。

复赛（省赛）：获得市级一、二、三等奖的学生晋级省赛，通过线上答题形式，成绩优异的学生获得省级一、二、三等奖及省级优秀奖。

决赛（国赛）：获得省级一、二、三等奖的学生晋级全国总决赛，通过线下比赛形式，角逐出全国冠军1名、亚军1名、季军1名；全国一、二、三等奖。比赛地点及时间以官网及公众号通知为准。

3. 报名方式

在官网（www.nychkc.com）或公众号（nychkc）注册并登录（每个身份证号和手机号只能注册一个学生，禁止重复注册账号），点击大赛报名，进入个人赛报名，按要求填写报名信息，系统提示报名成功，即为完成报名。报名者信息由组织方复核生效。

（三）中医药文化赛事

中医药文化赛是全国青少年文化遗产知识大赛的重要组成部分，目的在于加强青少年对中华优秀传统文化的认识和学习，促进中医药文化在全国校园里生根发芽，帮助青少年养成健康的生活方式，提高身心健康。

1. 报名条件

全国6～18岁中小学生（含职高、中专学生）。

2. 参赛组别

小学低龄组（1～3年级）、小学高龄组（4～6年级）、初中组和高中组（含职高、中专）。

3. 比赛形式

选拔赛（省赛）：线上答题。

总决赛（国赛）：线下实践＋实践作品。

实践作品：小学生提交思维导图＋学习心得或作品陈述；初中组、高中组提交项目导向学习（project-based learning，PBL）研究性学习报告。

4. 奖项设置

选拔赛(省赛)：根据线上答题结果分为一、二、三等奖和优秀奖。

总决赛(国赛)：根据研究性学习作品的评分结果,分为一、二、三等奖。

5. 报名方式

通过大赛官网、公众号报名。

第三节　上海市青少年科学创新实践工作站

21世纪世界的竞争,归根结底是知识力量和技术力量的较量,这已成为全世界的共识。"十四五"时期是我国实施创新驱动发展战略的关键时期,提高公民科学素养,对增强自主创新能力、推动大众创业、万众创新具有重要的现实意义。青少年作为祖国和民族未来科技创新的希望,科学素养是青少年全面发展的核心素养之一,对青少年的科技教育是落实国家战略的重要一环。自2016年起,上海市教育委员会、上海市科学技术委员会整合利用高校、科研院所、社区等多方资源,校内外联合,跨界别联动,在全市范围内组织实施了"上海市青少年科学创新实践工作站"项目。

在此背景下,为推动上海全面深化改革、加速向具有全球影响力的科技创新中心迈进,上海市教育委员会、上海市科学技术委员会于2016年联合启动了"上海市青少年科学创新实践工作站实验项目"。项目以"实践工作站"为载体,针对全市优秀高中生,依托上海市高等院校、科研院所的力量,以特色培养课程体系作为内容主轴,培育学生的创新精神、拓展学生的创新思维、夯实学生的创新知识、强化学生的创新行动。上海市高等院校、科研院所研发并制定了科学研究小课题(含科学实验课程)。通过参与科研实践,将科研和科普有机结合起来,向高中生介绍科研的最新发现、展示科技创新成果,使其了解必要的科技知识、掌握基本的科学方法、树立正确的科学思想和科学精神,培育学生的创新精神、提高学生的科技创新综合素质,为上海建设具有全球影响力的科技创新中心、继续当好改革开放的排头兵和科学发展的先行者奠定了坚实的人力资源基础。

上海市青少年科学创新实践工作站基本原则见图2-1。上海市青少科学创新实践工作站实施内容见图 2-2。

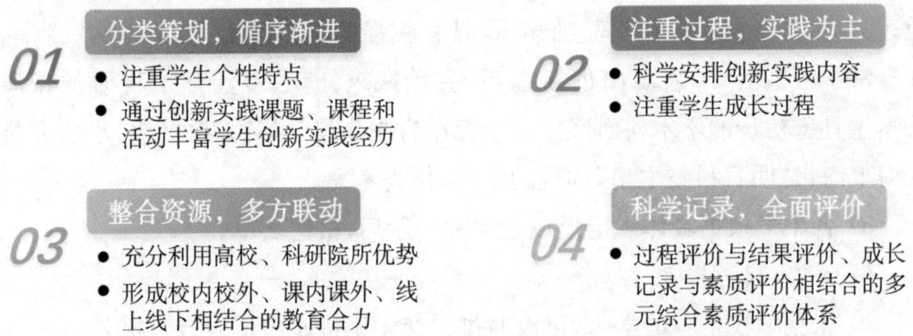

01 分类策划，循序渐进
- 注重学生个性特点
- 通过创新实践课题、课程和活动丰富学生创新实践经历

02 注重过程，实践为主
- 科学安排创新实践内容
- 注重学生成长过程

03 整合资源，多方联动
- 充分利用高校、科研院所优势
- 形成校内校外、课内课外、线上线下相结合的教育合力

04 科学记录，全面评价
- 过程评价与结果评价、成长记录与素质评价相结合的多元综合素质评价体系

图 2-1 上海市青少年科学创新实践工作站基本原则

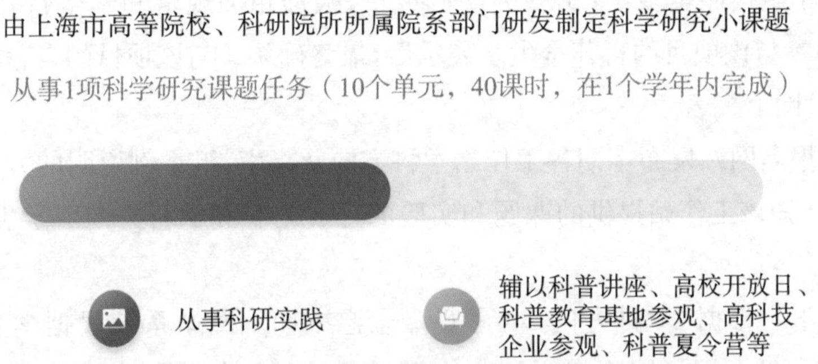

由上海市高等院校、科研院所所属院系部门研发制定科学研究小课题

从事1项科学研究课题任务（10个单元，40课时，在1个学年内完成）

 从事科研实践

 辅以科普讲座、高校开放日、科普教育基地参观、高科技企业参观、科普夏令营等

图 2-2 上海市青少年科学创新实践工作站实施内容

 招生报名和时间节点

1. 招生对象

全市高一年级学生，经学校推荐或学生自荐后选拔产生。

2. 报名方式

上海市青少年科学创新实践工作站总站通过专题网站，发布本期各工作站学科方向，学生通过选择学科方向进行报名。

（1）学校推荐报名

1）学生报送推荐的执行主体为各中学。

2）名额分配方案根据在校就读学生人数，下达名额至各中学。

3）各中学向全校发布通知。

4）选派学生的原则：①学生对于科学研究具有较高的参与热情和学术兴趣；②学生具备扎实的科学基础知识，具有较强的学习能力、实践能力；③学生在日常学习生活中，表现出创新思考、主动探求知识、专注学术科研的特质；④学生具备初步的学术科研经历。上海市青少年科学研究院（区级）小研究员，获得上海市"明日科技之星"称号的学生，优先考虑。

5）各中学根据具体规定形成名单并公示后，报送名单。

（2）学生自荐报名

1）未获学校推荐的学生，可以通过提交学生进站申请表自荐报名。

2）由总站根据自荐学生审核评选方案组织开展审核评选。

2）学生按照至多 1∶1.2 的比例申报，根据相关规定和学生自荐报名顺序，明确参与该项目的自荐学生。公示后，最终确认参与该项目的自荐学生。

（3）网上报名

1）报名网站发布本期各工作站学科方向及指南，以举例说明的方式，使学生准确认知该工作站提供的课题和实验的主要内容和学科方向。学生进行网上报名。

2）学生根据"学科方向"填写 6 个志愿方向。网站系统根据学生志愿、学生填写的居住地，参考各学科方向可接纳人数，按照第一原则（志愿优先顺序）、第二原则（距离居住地由近至远），统一分配学生进入工作站和实践点。

3）如学生的志愿均未满足，则系统在学生接受调剂的前提下，统一安排。

3. 时间节点

每年 5 月开展学校推荐及学生自荐工作。

 学生进站、出站流程 ⋯⋯⋯⋯⋯⋯⋯⋯⋯⋯⋯⋯⋯⋯⋯⋯⋯⋯⋯⋯

学生完成报名进入各工作站和实践点后，根据工作站发布的科技创新小课题题库，在指导教师、辅导员团队的学术指导下，完成 1 项课题研究任务。学生进站、出站流程见图 2-3。

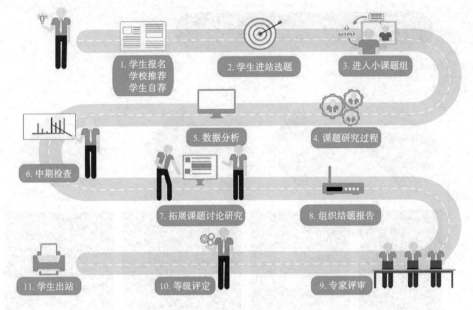

1. 学生报名 学校推荐 学生自荐
2. 学生进站选题
3. 进入小课题组
4. 课题研究过程
5. 数据分析
6. 中期检查
7. 拓展课题讨论研究
8. 组织结题报告
9. 专家评审
10. 等级评定
11. 学生出站

图 2-3　学生进站、出站流程

三　工作站和实践点

青少年科学创新实践工作站采用"市级总站-工作站-实践点"的运行体制。总站承担日常管理监督职责,重点监管各工作站运行,工作站管辖实践点。

1. 工作站

工作站管理总体上采用"申报-评审-考核"制度。实践工作站设立在高校、科研院所内。设站长、副站长,负责实践工作站运行管理事宜。实践工作站负责管理所辖各实践点。

上海市青少年科学创新实践工作站运行机制见图 2-4。各实践工作站的运行机制见图 2-5。各实践点的运行机制见图 2-6。

2. 实践点

实践点按照"创新实践"导向,在上海市各区/县分布设立,便于学生就近参与活动。实践点接受工作站指导和管理。

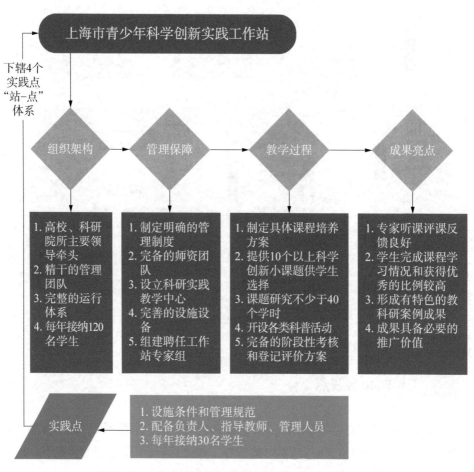

图 2-4 上海市青少年科学创新实践工作站运行机制

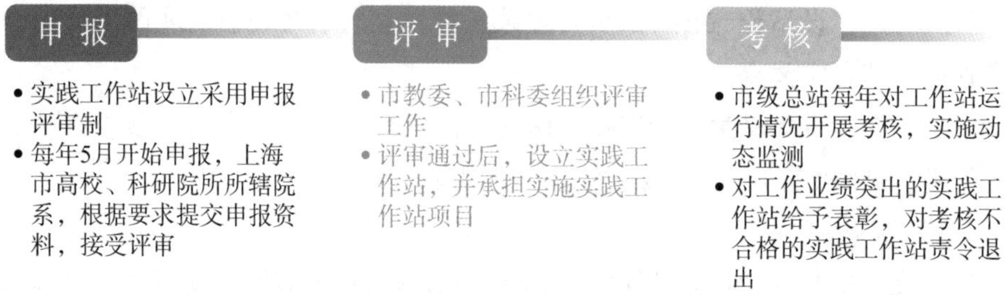

申报
- 实践工作站设立采用申报评审制
- 每年5月开始申报，上海市高校、科研院所所辖院系，根据要求提交申报资料，接受评审

评审
- 市教委、市科委组织评审工作
- 评审通过后，设立实践工作站，并承担实施实践工作站项目

考核
- 市级总站每年对工作站运行情况开展考核，实施动态监测
- 对工作业绩突出的实践工作站给予表彰，对考核不合格的实践工作站责令退出

图 2-5 各实践工作站的运行机制

创建
- 在上海市区两级实验性示范性高中、青少年活动中心（少科站）、科研院所、专题性科普场馆、社区文化活动中心等条件适合的单位设立实践点。由区/县教育局和区/县科委负责申报
- 由总站会同各工作站，最终确定实践点布局设立方案
- 经考核设立的实践工作点由市级总站报市教委、市科委备案

运 行
- 各实践工作站承担实践点运行管理主体责任
- 实践点接受各工作站监督管理

考 核
- 教委、市科委制定发布实践点考核办法，各工作站依据该办法实施定期考核
- 考核结果报市级总站备案。总站负责汇总情况并向市教委、市科委汇报

图 2-6 各实践点的运行机制

四 过程管理

　　工作站和实践点对学生实施全过程管理和指导。学生通过选择相应的实践点，对接加入工作站。各实践点的老师负责对点内学生的联络和组织工作。工作站和实践点的指导老师、辅导员指导学生进行科研课题研究。学生进站后需完成 40 课时的学习内容，包括 8 课时的基础课程内容和 32 课时的实验内容。

　　学生首先完成 8 课时的基础课程，然后根据个人兴趣，在 10 个课题中选择个人研究内容，并进行分组。实验过程以组为单位，在指导老师和辅导员的指导下开展。其间，学生参与科普体验、课题中期汇报和讨论。最后，在教师的指导下，每个学生完成个人课题报告和结题汇报。工作站专家组完成等级评定，优秀者上报总站。在整个学习过程中，学生每次开展活动都需进行个人记录，并按时完成网站的填报。

　　工作站专家组负责审核工作站的基础课程内容、课题设计和学生考核。学生进入工作站后，需完成全部课程内容。中途退出或严重缺席者不予结业。

五 阶段性考核

　　对学生的评价包括阶段性考核和评价。工作站指导教师辅导学生撰写开题报告和中期报告，并对学生的中期报告进行评价考核。

六 等级评价

学生评价遵循科技教育规律,坚持科学的教育质量观,既关注学生参与实践工作站项目课程学习水平,也关注学生参与科学实践活动的过程经历;既关注学生的学习成果,也关注学生学习态度。采用"等级评定和过程记录并重"的方式,对学生进行合格性指标和发展性指标 2 个维度的综合评价。

1. 过程记录(合格性指标)

根据学生参与所有课时活动的情况,累计 40 课时。同时,由工作站辅导教师全程记录每一位学生参与课程活动的出席情况、阶段性考核结果。在课程实践结束后,由工作站指导教师出具评语意见。

2. 等级评定(发展性指标)

活动结束时,在完成 40 课时的前提下,学生自愿选择是否提交课题报告参加等级评定。由各工作站,统一组织课题评价小组(3～5 人组成),评价小组根据学生递交的课题报告,参照评价办法(经核准),以公开答辩的方式,确定学生等级评定结果。学生评价指标见图 2-7。

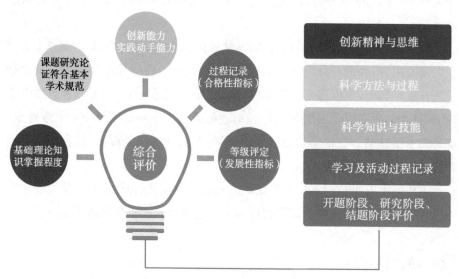

图 2-7 学生评价指标

第四节　上海中医药大学中医药实践工作站

国家战略"大众创业、万众创新"旨在面向每一个人推广创新教育。为了推进上海科创中心建设并构建良好基础,同时深入推进学生综合素质评价工作,上海市教育委员会和上海市科学技术委员会联合发布了《关于开展"上海市青少年科学创新实践工作站实验项目"的通知》(沪教委体〔2016〕19 号),在全市范围内组织实施"上海市青少年科学创新实践工作站"项目。

2016 年,上海中医药大学中医药实践工作站(以下简称工作站)成为首批25 个"上海市青少年科学创新实践工作站"之一。该工作站是在上海市科普中心和上海市科艺中心的指导下,依托上海中医药大学在中医药领域的学科优势,旨在提升青少年(高中生)对中医药的认识和科技创新实践能力,打造青少年科学素养提升平台。

上海中医药大学致力于将提高青少年科学素质与培养中医药科技创新后备人才相结合,以"中医本色,创新并重"为核心理念。通过建立高校教学科研资源共享平台,结合青少年的成长需求、认知特点和创新实践教育规律,创建具有中医药特色的发展性、示范性和导向性的青少年科技创新后备人才培养项目,为青少年中医药科技创新人才的培养、成长和选拔提供重要途径。

工作站本部设立在上海中医药大学的校级公共平台,包括上海中医药博物馆、教学实验中心和附属龙华医院。工作站下辖 4 个实践点:上海中医药博物馆、上海市敬业中学、徐汇区青少年活动中心和上海市高行中学,形成了"工作站-实践点"的运行体系。每年,每个实践点可以接纳 30 名高中生,4 个实践点共计可以接纳 120 名高中生。

一　工作站的建设与运行

1. 建立工作站组织领导小组

工作站由上海中医药大学分管教学工作的副校长牵头负责,由相关职能部门负责人组成工作站组织领导小组。组织领导小组充分调动师资、实验场地、研究生助教、志愿者等学校各方面的人力、物力资源,最大限度地完成工作站既定的各项任务。

2. 工作站的组织与管理

工作站本部设立于上海中医药大学教学实验中心和附属龙华医院。教学实验中心是"中医学""中药学""虚拟仿真"3个国家级实验教学示范中心和国家级医师资格考试基地。中心在实验技能培训和学生科技创新课题指导方面在全国中医院校中处于领先地位,拥有丰富的实验技能培训和学生科技创新课题指导经验。中心拥有实验室约 $10\,000\,m^2$,全部向工作站进站学生开放,实验室均配备有专门的仪器设备管理人员和科研实验保障技术人员。龙华医院是国家中医临床研究基地建设单位,拥有 4 个上海市中医药研究所,中医临床实力和科研教学水平位居全国前列。

工作站建立了相应的项目实施计划和管理标准。专门针对高中生制定了实验室安全制度、实践点管理办法、学生进站/出站流程等,设计 40 课时(其中包括 8 课时基础课程和 32 课时研究课程)的课程内容,包括科学实验方法、实验室安全教育及仪器设备的认知、小课题研究(包括基本操作技能与规范训练、选题、文献调研、制定研究方案、撰写开题报告、实验研究、中期检查、数据处理与结题汇报等环节)。工作站在主线课程之外,还开设了各类形式活动,包括院士讲座、博物馆和科普教育基地参观等。

3. 中医药科普及创新指导教师团队建设

工作站联合下属实践点,共同培养中医药科普及创新指导教师团队。教学团队由大学本部专职教师、实践点教师及助教组成。专职教师由上海中医药大学教学实验中心教师组成,为核心教学骨干。根据中医、中药、中西医结合学科分类,分别由 3 位国家级实验教学示范中心主任、教授牵头,形成稳定的核心实验教学团队。实践点教师为工作站下辖上海中医药博物馆、上海市敬业中学、徐汇区青少年活动中心和上海市高行中学 4 个实践点的具有教学特色的骨干教师,参与各项目组的教学组织和管理。工作站指导教师团队中目前副高级及以上教师 10 余人、实验室人员 30 余人,研究生和大学生 30 余人。下辖的 4 个实践点,每点配置 1 名科技教师作为工作站联系人,工作站和实践点工作流畅。并设立课题管理人员 1 人,对 10 个研究课程进行统一管理。

二　工作站的成效与特色

1. 遵循青少年认知特点，以中医药科普为载体，增强学生创新意识

习近平总书记在 2016 年全国科技大会上指出："科技创新、科学普及是实现创新发展的两翼，要把科学普及放在与科技创新同等重要的位置。"科技创新和科学普及是科技发展的两个重要方面，两者协同发展，才能发挥推动社会发展进步的最大力量和效用。上海中医药大学在中医药科普方面积累了丰富的经验，坚持遵循中医药发展规律，结合青少年特点，一直致力于青少年的中医药科学普及。编写了《中小学生中医药科普读物》丛书 8 册，出版《健康的青春最飞扬》青少年中医药科普系列微课程 5 部，并在此基础上构建了"面向青少年的全方位中医药科普教育体系"。项目先后获 2018 上海市科普教育创新奖科普贡献奖一等奖、2019 年上海市中医药学会著作奖一等奖、2019 年上海市科学技术奖科学技术普及奖一等奖、全国科技周暨上海科技节先进集体等。2023 年作为重要组成部分获教育部国家级教学成果奖一等奖。

工作站充分发挥科普优势，通过参观上海中医药博物馆，发放《中小学生中医药科普读物》《健康的青春最飞扬》科普读物，开学邀请院士等知名专家开设科普讲座等形式，内容既有现代医学的科学认识，也有传统中医药的观点和解决方法，让学生了解中国医学的发展，感受中医药的魅力，学习青少年较常见的各类健康问题，从而激发学生的创新意识。参加工作站学习的同学在学习小结中写道："老中医，其实一点儿也不老。不管是现代化的成药机制还是检药仪器，都让人眼前一亮并感叹于这高度现代化却又取自传统之精华的中医药。""看到植物标本墙的时候，脑子里浮现出来的一个词就是'好美'。以前总觉得中医药博物馆应该挺枯燥的，没想到，在博物馆的 3 楼居然有这样一面美丽的墙。看着在墙上挂着的各种植物，再想到自己选的课题有标本制作，心里开始有了些小期待。"

2. 以"中医本色，创新并重"为核心理念，提升学生的创新实践能力

中医药学科除了医学属性外，还有鲜明的文化属性与特征，蕴藏着中国传统文化的深厚基础，是我国非物质文化遗产的杰出代表。在当前的文化背景中，厘清文化根源，坚持中医药本色，在课题设计中将中医药理论体系的精髓介绍给学生是重中之重。

3. 课题体系特色

（1）内容创新：以具有悠久应用历史的中医药通识性内容为对象，从文化的多元性解读中医药，开展中医药基础知识的普及，使高中生们不但知其然而且知其所以然。

（2）形式创新：将虚实结合、虚拟仿真、交互体验等技术革新运用于中医药科普及创新实验，拓展中医药科普及创新实验的展现维度，提供多样化的学习环境。

 工作站的课程体系

工作站的课程学习内容共 40 学时，主要包括基础课程（8 学时）和研究课程 32 学时。

1. 基础课程环节

基础课程环节以普及中医药科学知识和实验室基本技能为主。包括中医药与科学的对话、手性与自然、科研思路与方法、实验室安全知识 4 个主题报告（4 学时），实验室参观，分模块基础知识学习体验（2 学时）、参观上海中医药博物馆（2 学时）。这些教学环节的开设为缺乏中医药专业知识的高中生提供了了解中医药传统文化和知识体系、熟悉中医药学科特色与精髓的机会，使学生了解中医药学科领域基本的测试手段和实验方法、体验中医药学科领域的研究环境和设备，让学生在感知的过程中理解中医药学科相关知识、原理和过程，达到中医药科学知识普及的目的。

2. 创新实践环节

创新实践环节根据专业方向，设立中医、中药、西医 3 个方向，共 10 个课题。导师团队挖掘了一批适合青少年教育的、思路新颖、目标明确、研究方案及技术路线可行、实施条件可靠、具有创新性和探索性的项目，以培养青少年对中医药的兴趣，加大对青少年科技创新课题的指导和帮助。

该环节共 32 学时，包括集中实验阶段（16 学时）、中期讨论和中医药实践（8 学时）、撰写报告和结题汇报（8 学时）。该环节分 3 个阶段教学。

第 1 阶段：由学生自主选题后进入相应实验室，进行中医药基本实验技能培训，在指导教师的指导下进行中医药学科领域基本实验技能的培训，使学生熟练掌握实验所需的各项基本技能。

第 2 阶段：虚实结合，在基本理论的基础上配合虚拟仿真实验技术等教学手段针对实验动物、大型仪器、细胞实验等进行基础模拟实验，在熟悉实验步骤和方法的基础上开展真实的实验操作并获得实验结果。

第 3 阶段，在完成基础课题前提下，由学生自行拟定实验项目，明确实验目的，初步设计实验环节，与指导教师就实验方案进行讨论，进行拓展实验研究，最后撰写总结报告和结题汇报。

第三章

上海中医药大学中医药实践工作站实验基本知识与技能

第一节 科学研究简介

一 科学研究的定义和分类

科学研究简称科研,是一种运用科学理论与方法探索自然界中物质现象及其规律,创造新理论、新技术的认识活动。它通过提出问题、建立假说、运用科学方法,有目的地、有计划地、系统地认识客观世界,探索客观真理。

根据研究对象的不同,科学研究主要分为以下 3 类。

1. 自然科学

自然科学是以定量为手段,研究无机自然界和包括人的生物属性在内的有机自然界的各门科学的总称。它涵盖天文学、物理学、化学、地球科学、生物学等,其认识对象是整个自然界,包括自然界物质的各种类型、状态、属性及运动形式。

2. 社会科学

社会科学的研究对象是由人组成的社会现象及社会活动,旨在研究社会事物的本质和规律。它包括社会学、心理学、政治科学、经济学、人类学等。社会科学研究具有很强的实用性和应用性,如心理学研究有助于了解人类心理问题和社会行为,为解决社会问题提供科学依据;经济学研究有助于了解市场机制和经济现象,为经济发展提供政策建议;政治科学研究有助于了解政治制度和政策,为政治决策提供科学依据;人类学研究有助于了解文化差异和文化冲突,为跨文化交流和文化融合提供科学依据。

社会科学的研究也具有很强的理论性和方法性。社会学研究有助于了解社会的结构和功能,为社会发展提供理论支持;政治科学研究有助于了解政治制度和政策,为政治理论的发展提供实践基础;人类学研究有助于了解文化差异和文化冲突,为文化理论的发展提供实践基础。

社会科学不仅是一个补充和完善自然科学的科学系统,同时也推动了人类继续前行的愿景。它能够提高我们对人类社会、政治制度、资源分配和社会文化知识的认识,满足人们需求,促进人类共同进步。

3. 人文科学

人文科学的研究对象是人的社会存在,旨在揭示人的本质和人类社会发展规律。它是一门研究人类精神、思想、文化、艺术和语言等方面的综合性学科。人文社会科学研究不仅是一种真理性探索,还代表了一定的价值观和社会集团的利益。人文社会科学对社会实践的依赖,具体体现为社会实践对人文社会科学的促进和制约。

每个科学领域都有其特定的研究对象和方法,彼此间不可替代。自然科学注重对世界自然和物理现象的解释和预测;社会科学致力于综合评估各种社会成功因素和风险因素;人文科学强调理解和认识人类精神和文化领域,为我们更全面地了解并尊重不同群体、文化背景和多样性提供基础知识。

医学科学研究同样是对客观事物、探索未知的认识过程。其主要研究内容是揭示健康与疾病的相互转化规律及人体生命的本质和规律。医学研究以人为研究对象,人既有生物学属性,也有精神、心理等社会学属性,因此医学科学研究具有自然属性和社会科学属性的双重特点。

 科学研究的类型

科学研究根据其目的、任务和方法通常分为以下 3 种类型。

1. 基础研究

基础研究是为了获得关于现象和可观察事实的基本原理的新知识而进行的实验性或理论性研究。这类研究旨在揭示客观事物的本质、运动规律,获得新发现、新学说,并不以任何专门或特定的应用或使用为目的。其成果主要通过科学论文和科学著作的形式呈现,反映知识的原始创新能力。基础研究短期内效果可能不明显或没有近期的实用目标,但其研究成果常对广泛的科学领域产生深远影响。

基础研究的特点包括:①以认识现象、发现和开拓新的知识领域为目的,通过实验分析或理论性研究对事物的性质、结构和各种关系进行分析,加深对客观事物的认识,解释现象的本质,揭示物质运动的规律,或提出和验证各种设想、理论或定律。②没有特定的应用或使用目的,在进行研究时对其成果的具体用途不明确,或虽然肯定有其用途但并不明确其达到应用目的的技术途径和方法。③一般由科学家承担,他们在确定研究专题以及安排工作上具有较大程度的自由。④研究结果通常具有普遍的正确性,成果常表现为一般的原则、理论或规律,并以论文形式在科学期刊上发表或在学术会议上交流。

因此,当研究的目的是为了在最广泛的意义上对现象有更充分的认识,和(或)当其目的是为了发现新的科学研究领域,而不考虑其直接的应用时,即视为基础研究。

2. 应用研究

应用研究是在基础研究成果的基础上,解决各种实际问题或具体问题的研究,是基础研究的延续,旨在将基础研究成果转化为实用技术。

应用研究的特点包括:①具有特定的实际目的或应用目标,具体表现为为了确定基础研究成果的可能用途,或是为达到预定目标探索应采取的新方法(原理性)或新途径。②在围绕特定目的或目标进行研究的过程中获取新的知识,为解决实际问题提供科学依据。③研究结果一般只影响科学技术的有限范围,并具有专门的性质,针对具体的领域、问题或情况,其成果形式以科学论文、专著、原理性模型或发明专利为主。应用研究是将理论发展成为实际运用的形式。

3. 开发研究

开发研究是对应用研究进一步扩大和转化,将其应用于生产实践的科学研究。它侧重于将基础及应用研究的成果进行推广和应用,产生直接的社会及经济效益。开发研究的主要特征是以生产产品为目的,将基础研究和应用研究与市场需求和具体的产品联系起来。

 科学研究的基本程序

科研的基本程序通常遵循"问题→假说→实验→结论"4 个阶段。这一过程首先从发现问题开始,然后基于已知的科学事实和原理,对问题的未知规律提出推测和说明。接着,通过实验等研究方法对假说进行验证,最终得出结论。在实际操作中,这一过程包括选题、设计、实施、资料分析、提出研究结论、撰写研究报告等步骤。

1. 选题

选题是研究的第一步,它涉及确立研究目标和方向。对于青少年来说,可以多关注生活中发现的问题,并尝试提出这些问题。提出问题仅是选题的第一步。接下来,通过文献查阅,厘清问题的理论依据、价值和意义、研究现状和发展趋势。在分析所获得的资料后,找出问题的关键所在,为立题提供理论和实践方面的科学依据。在此基础上,提出问题的假定性答案,建立科学假说,并进行科学构思,确定研究课题的题目。

2. 课题设计

课题设计围绕选定的课题,对研究方案进行构思、计划和设计。这包括课题研究的科学假说、研究目的和意义、技术路线、研究指标、方法步骤、时间安排等一整套研究方案。课题设计的意义在于突显课题的创造性和科学性,并包含以下几方面内容。

(1) 立项依据:主要包括课题的研究意义、国内外研究现状及存在的问题等。基础研究应着重于其科学意义,应用及开发研究需着重于其应用前景及价值。

(2) 研究计划:研究计划是课题的核心,其设计直接反映了研究者的科研水平。研究方案包括研究目标、研究内容和拟解决的关键问题、拟采取的研究方法、技术路线、实验方案及可行性分析、项目的特色和创新之处、预期的研究结果等。研究目标应明确,突出课题的科学假说。研究内容应具体,明确说明课题采用什么方法,解决什么关键问题。技术路线应完整且具有可操作性。充分阐述课题的研究特色和创新性。实事求是地预期课题的研究成果。

(3) 实施计划:内容包括课题组的组成、任务分工、研究总体安排和计划进度,研究工作基础,已具备的研究条件、缺少的条件和解决办法,经费预算等。

3. 课题研究的实施

课题立项后,根据研究方案开展各项研究工作,主要采用观察、实验与调查等研究方法。

1) 观察:观察必须全面、客观、实事求是,并做好详细无误的观察记录,不能带有主观倾向,不能凭空捏造。在做好常规资料的收集记录后,同时也要注意意外或反常现象的观察记录。

2) 实验:实验的基本过程包括制定实验方案,进行预实验和正式实验,规范实验操作,做好实验记录,控制实验误差。实验成功的标准是实验结果的可重复性。

3) 调查:调查是认识疾病的人群现象、流行规律的重要方法。如流行病学调查、地方病调查等。调查有现场调查、前瞻性调查、回顾性调查、追踪调查等。调查必须遵守客观性原则、制定详细的调查方案和调查表格。系统收集,全面记录。

4. 研究资料的整理分析

对研究过程中获得的资料(数据、实物等)进行整理分析,特别是对数据进行统计学分析,揭示各因素之间的相互关系,为提出结论提供前提和条件。

5. 提出研究结论

在对研究资料分析整理后,运用科学的方法对资料进行总结分析、归纳推理,将客观结果转化为科学研究的结论,达到科学研究的目的。对科学假说进行分析验证、补充或否定。

6. 撰写研究报告

研究报告是各类研究课题最基本的、标志课题完成的通用表现形式。课题完成后,需撰写研究报告以记录课题研究的主要技术资料。

第二节 实验室基本要求

在科学研究中,需做大量实验研究。学生进入实验室,要树立"安全第一"的观念,遵守实验室各项规章制度和要求。

 一 实验室规章制度

(1) 学生与实验人员进入实验室均须按规定统一穿着实验服。实验时根据需要选戴实验防护眼镜或实验用手套等安全防护设备。实验教学中,需按时进入实验室,不得喧哗、吵闹,中途有事须经老师同意后方可离开。

（2）实验前应认真预习实验内容,明确实验目的和要求,掌握实验原理,了解实验内容和方法,预测潜在危险因素。

（3）实验开始前检查仪器设备是否完整无损,安装是否正确,运行是否正常,如发现缺损应立即补领或更换。

（4）实验中,严格按照实验的基本操作规程认真操作,仔细观察实验现象,如实记录实验现象和实验数据,不准随便离岗,及时做好下一步的准备工作。实验中遇到问题难以处理时,应及时请教实验指导教师。

（5）按规定、按需取用公用试剂,用后应立即密封放回原处,不可随意调换或放错瓶塞,以免试剂交叉污染。

（6）实验中所使用的仪器应严格按操作规程使用,使用前应检查使用记录,使用完后应切断或关闭电源,并将仪器各旋钮恢复至原位,在仪器使用记录本上签名并记录其状态。如发现仪器有故障,应立即停止使用并报告指导教师处理。

（7）实验过程中应培养严谨求实的学风和实事求是的科学态度,认真操作。仔细观察并如实记录,要求独立完成实验报告,不得抄袭、拼凑、篡改数据。

（8）注意保持工作区的整洁,实验后有关实验废弃物、渣屑、已处死的实验动物等不得乱扔,以免堵塞水道、污染环境,引起其他生物安全问题。实验室废弃物应按要求分类收集、专人处理。

 实验室安全要求 ··

（1）操作者必须认真学习分析规程和有关安全技术规程,了解仪器设备性能及操作中可能发生事故的原因,掌握预防和处理事故的方法。

（2）玻璃管与胶管、胶塞等拆装时,应先将玻璃管等用水润湿,然后手上垫一块棉布,以免拆装时因玻璃管折断而扎伤。

（3）打开浓硫酸、浓硝酸、浓氨水试剂瓶塞时应使用防护用具,在通风柜中操作。

（4）配置药品或实验室中能放出氯气、硫化氢、二氧化硫、氨气等有毒和腐蚀性气体时,必须在通风柜中进行。

（5）夏季打开易挥发试剂瓶塞前,应先用冷水冷却。开启时,瓶口不要对着人。

(6) 蒸馏易燃液体时严禁用明火。蒸馏过程不得无人,以防温度过高或冷却水突然中断。易燃溶剂加热时,必须在水浴或沙浴中进行,避免明火。

(7) 实验室内每瓶试剂必须贴有明显的标签(与内容物相符)。严禁将用完的原装试剂空瓶不更新标签就装入其他试剂。

(8) 盛装过强腐蚀性、可燃性、有毒或易爆物品的器皿,应由操作者亲自洗涤。

(9) 实验室废液分别收集并进行处理。

(10) 废弃的有害固体药品严禁倒入生活垃圾桶。

(11) 实验室内禁止吸烟、进食,不能用实验器皿处理食物。离开实验室前用肥皂洗手。

(12) 进行实验时应穿工作服,长发要扎起。不应在食堂等公共场所穿工作服。进行有危险性工作时要使用防护用具。

(13) 进行动物实验操作时应穿白大褂、戴口罩、手套。实验过程中应掌握正确的动物捉持及给药方法,防止被动物咬伤、抓伤。

(14) 实验完毕,针尖等利器放于利器盒中。

 实验室意外事故的防范与处理

(一) 实验室事故防范

1. 防火

(1) 操作时注意勿将易燃溶剂放在广口容器中并直火加热,加热必须在水浴中进行,切忌在附近有暴露的易燃溶剂时点火。

(2) 进行易燃物质实验时,应养成先将乙醇等易燃物品移开的习惯。

(3) 使用大量易燃液体时,应在通风柜内或指定的地方进行,室内应无火源。

(4) 不得把燃着的或带有火星的火柴或纸条等乱抛、乱扔。

(5) 直火加热时,实验者不得擅自离开实验室。

2. 防爆

(1) 易燃易爆溶剂(如乙醚、汽油等)切勿接近火源。

（2）不能重压或撞击易爆固体（如重金属、乙炔化物、苦味酸金属盐、三硝基甲苯等）。

3. 防触电

（1）使用电器前，先了解电器对电源的要求及匹配，选择好相应的电源及导线。

（2）使用时必须检查好线路再插上电源，实验结束时必须先切断电源再拆线路。

（3）人体不得直接接触导电部分，切勿用湿手直接接触。

（二）实验室事故处理

1. 烫伤

轻微烫伤可先用清水冲洗，再涂抹上烫伤药膏。如果烫伤较重，应立即去医院医治。

2. 酸腐蚀

如强酸性液体溅在皮肤上，先用大量清水冲洗，再用5％碳酸氢钠溶液冲洗，然后涂抹湿润型软膏，并去医院就诊。如溅在眼睛上，先抹去溅在眼睛外面的液体，再立即用大量清水轻轻冲洗眼睛。

3. 碱腐蚀

如强碱性液体溅在皮肤上，先用大量清水冲洗，再用饱和硼酸溶液或1％醋酸溶液清洗，然后涂抹湿润型软膏，并去医院就诊。如溅在眼睛上，先抹去溅在眼睛外面的液体，再立即用大量清水轻轻冲洗眼睛。

4. 割伤

小伤口可以用清水或生理盐水冲洗，再用聚维酮碘消毒，然后贴上创可贴。如伤口较大，应立即去医院处理。

5. 触电

遇触电事故时，首先应切断电源。如有必要，立即对遇险者进行人工呼吸并呼叫救护车。

6. 动物致伤

被动物咬伤、抓伤时，应及时挤出伤口血液，并用20％的肥皂水（或其他弱碱性清洁剂）和一定压力的流动清水交替彻底清洗、冲洗伤口，然后用聚维酮碘或75％乙醇消毒。必要时注射出血热疫苗、狂犬病疫苗等。

第三节　中医药基本知识和技能

 一 中医学理论体系概述

中医学是一门以中医药的理论与实践经验为基础，专注于研究人类生命活动中健康与疾病相互转化的规律，以及预防、诊断、治疗、康复和保健等各个方面的综合性学科。经过几千年的发展，中医学已经形成了一个系统且独特的理论体系。中医学以整体观念作为主导思想，采用阴阳五行学说作为其哲学基础和思维方法。它以脏腑经络学说和精、气、血、津液等概念作为生理和病理的基础，并且以辨证论治作为其诊断和治疗的主要特点，包括系统的理、法、方、药等独特的医学理论体系。

（一）中医学理论体系的基本特点

1. 整体观念

整体观念是中医学关于人体自身的完整性及人与自然、社会环境统一性的认识。中医学认为，人体是一个不可分割的有机整体，其各个组成部分和脏腑形体官窍之间，在结构和功能上是相互协调、互为补充的，病理上相互影响，并且会受到自然环境和社会环境变化的影响。人体在不断的运动变化中，保持着整体的动态平衡。

整体观念是我国古代哲学思维方法在中医学理论中的具体体现。它认为人们在观察、认识、分析和处理有关生命、健康和疾病等问题时，必须注重人体自身的完整性及人与自然、社会环境之间的统一性和联系性，只有这样才能从整体上把握和认识人体的生命状态，做出正确的诊断和治疗。整体观念贯穿于中医学的生理、病理、诊法、辨证、养生、防治等各个方面，是中医学基础理论和临床实践的重要指导思想之一。

整体观念包括人体本身的整体性、人与自然环境、人与社会环境的统一性三个方面。

2. 辨证论治

辨证论治是中医学的另一个基本特点，它是中医学认识和治疗疾病的根本原则和方法。"证"是中医学的一个特有概念，是对疾病发展过程中所处一定阶段的病因、病位、病性以及邪正关系等所做的病理性概括。它反映了病变发展过程中某一阶段的病理变化的本质。

所谓辨证，是在中医学理论的指导下，对望、闻、问、切四诊所收集的各种临床资料进行分析、综合，从而对疾病现阶段的病因、病位、病性及邪正关系等情况做出判断，并概括为某种证的诊断思维过程。四诊所收集的临床资料即是症状和体征，其中症状是病人主观感觉到的痛苦或不适，如胸痛、胃痛、腹胀等；体征是客观检测出来的异常征象，如面色红赤、舌质红绛、脉滑等。中医学中的症状和体征又可统称为症状，或简称"症"。可见"症"是疾病所反映的现象，是辨证的主要依据，而"证"则包括了疾病的发生部位、原因、性质和邪正盛衰变化等，故"证"能够揭示病变的机制和发展趋势，能更全面、更深刻、更准确地揭示疾病的本质。

所谓论治，是指根据辨证的结果，确定相应的治疗原则和治法，给予相应的药物、针灸等治疗的过程。辨证和论治是诊治疾病过程中相互联系、不可分割的两个方面。辨证是论治的前提和依据，论治是辨证的目的和结果，通过论治的效果，可以检验辨证是否正确。所以辨证论治的过程，就是中医认识疾病和治疗疾病的过程，辨证论治是指导中医临床医学的基本原则。

中医认识和治疗疾病，虽然强调辨证，但也不忽视辨病，临证时常既辨证又辨病，辨证与辨病相结合。但主要不是着眼于病之异同，而是将重点放在证的辨析上，辩证地看待证与病的关系。病，即疾病，是致病邪气作用于人体，人体正气与之抗争而引起脏腑形体官窍损伤、生理功能失常或心理活动障碍的一个完整的病变过程，反映了某一种疾病全过程的总体属性、特征和本质。

病、证、症三者既有区别又有联系。病与证，虽然都是对疾病本质的认识，但病的重点是全过程，而证的重点则在现阶段。症状和体征是病和证的基本要素，疾病和证都由症状和体征构成。证反映了疾病某一阶段的病变本质，而病是对疾病发生、发展整个过程中特点与规律的概括与反映。一种疾病可由多个不同的证组成，而同一个证又可见于不同的疾病过程中。

（二）中医诊法

诊法是中医诊察疾病的基本方法，包括望、闻、问、切四法，简称"四诊"。人体是一个以五脏为中心的有机整体，脏腑形体官窍间通过经络相互联系，维持着机体生理功能的协调平衡。体内的生理、病理变化，必然会反映于外部。所以通过诊察疾病显现于外部的各种征象，可以分析疾病的原因、性质、病位和邪正关系，了解脏腑的变化，从而为辨证论治提供依据。

望、闻、问、切四种诊法，分别从不同的角度去诊察病情和认识疾病，对于中医辨证具有同等重要的意义。临床诊病时，应四诊合参，彼此参伍，才能客观准确、全面系统地收集病情资料，做出正确的诊断。

1. 望诊

望诊指医生对病人整体神、色、形、态和局部表现以及排出物等，进行有目的地观察，以了解健康状况，测知病情的方法。

人体是一个有机的整体，体内脏腑、经络、气血等的生理和病理变化，必然会反映于外部。《丹溪心法》曰："欲知其内者，当以观乎外；诊于外者，斯以知其内。盖有诸内者，必形诸外。"因此通过对表现于外的各种征象的观察，可作为了解体内病变的客观依据。

望诊的内容主要包括望神、望色、望形态、望舌、望头颈五官、望四肢、望二阴、望皮肤、望小儿食指络脉、望排出物等。

2. 闻诊

闻诊是医生通过听声音和嗅气味，以诊察疾病的方法。听声音是通过听辨病人所发出的语言、呼吸、咳嗽、呕吐、呃逆、打喷嚏、哮鸣等声响，以了解病情变化；嗅气味是根据病体散发的各种气味以及分泌物、排泄物和病室的气味，以判断病证。

人体的各种声音和气味，都是在脏腑生理活动和病理变化过程中产生的，所以鉴别声音和气味的变化，可以判断脏腑的生理和病理变化，为诊病、辨证提供依据。

3. 问诊

问诊是医生通过对病人或陪诊者进行有目的的询问，以了解病情的一种诊察方法。问诊在四诊中占有重要地位。问诊获取的病情资料比较全面，如病人的自觉症状，疾病的发生、发展过程及诊治经过，既往病史、家族史等，只有通过问诊才能获得,其他三诊均无法取代。尤其是某些疾病的早期,病人缺乏异常体征,只有通过问诊才能获得相关的病情资料。同时,通过问诊可了解病人的情绪状况及所思所想等,便于给病人针对性较强的解释及心理疏导,从而减轻病人的心理负担,有助于疾病的早日康复。

问诊的内容包括一般情况、主诉、现病史、既往史、个人生活史、家族史等。询问时,应根据病人的具体情况,如门诊或住院,初诊或复诊等,系统而有重点地询问。

4. 切诊

切诊是医生用手对病人体表的一定部位进行触、摸、按、压,以了解病情的一种诊察方法。切诊包括脉诊和按诊。

脉诊是医生用手指切按病人的脉搏,感知脉动应指的形象,以了解病情、判断病证。人体的血脉贯通全身,内连脏腑,外达肌表,运行气血,周流不休,所以脉象能反映全身脏腑和气血的状况。脉象的形成与心脏的搏动、脉道的通利和气血的盈亏直接相关。其一,心主血脉,心脏搏动以推动血液在脉管内正常运行,从而形成脉的搏动。而心脏的搏动和血液在脉管中的运行均由心气所主宰,并为宗气所推动。其二,脉管是气血运行的通道,气血在脉管内运行是脉象形成的物质基础。其三,脉象的形成不仅与心、脉、气血有关,而且与全身其他脏腑的功能活动密切相关。肺主气,司呼吸,通过"肺朝百脉"而调节全身气血的运行;脾胃为气血生化之源,决定着脉象有无胃气,并且脾主统血,保障血液在脉管内循行而不溢于脉外;肝藏血,主疏泄,既能调节循环血量,又可促使气血运行畅通无阻;肾藏精,为元阴、元阳之根,也是脉象之根,而肾精可以化血,又是血液的重要来源。

按诊是医生用手直接触摸或按压病人的某些部位,以了解局部冷热、润燥、软硬、压痛、肿块或其他异常变化,从而推断出疾病部位、性质和病情轻重等情况的一种诊察方法。

(三) 中医辨证

辨证是对四诊所收集的各种临床资料进行综合分析、归纳,从而对疾病现阶段的病理本质做出判断,并给出恰当证名的诊断思维过程。

在中医数千年的发展历史中,辨证论治作为中医诊断疾病的重要手段和方法,占有重要的地位。历代医家创立了许多辨证方法,这些辨证方法是从不同方面总结和认识病证的规律,既各有其特点和适用范围,又有相互联系和补充,形成了中医学多种辨证方法共存的诊疗体系,主要包括八纲辨证、气血津液辨证、脏腑辨证、六经辨证、卫气营血辨证、三焦辨证。其中,八纲辨证是分析各类疾病共性的辨证方法,是辨证的总纲,而其他辨证方法多是在八纲辨证的基础上加以深化,对疾病的病理本质做进一步的辨析。气血津液辨证、脏腑辨证主要用于内伤杂病辨证,六经辨证、卫气营血辨证、三焦辨证主要用于外感病辨证。

 常用中药学实验技能

(一) 中药提取操作

中药提取(浸提)系指采用适当的溶剂和方法浸出中药材所含有效成分或有效部位的操作。对具有完好细胞结构的动植物药材来说,细胞内的成分浸出,需经过一个浸提过程。中药材的浸提过程一般可分为浸润与渗透、解吸与溶解和扩散等几个相互联系的阶段。目前,中药浸提方法的选择应根据处方组成药味的特性、溶剂性质、剂型要求和生产实际等因素综合考虑。目前常用的浸提溶剂主要为水和乙醇,除此之外还可采用混合溶剂提取。常用的浸提方法主要有煎煮法、浸渍法、渗漉法、回流提取法、水蒸气蒸馏法等。

1. 煎煮法

(1) 定义与原理:中药煎煮是以水做溶剂,加热煮沸提取药材成分的一种方法。中药所含化学成分复杂,在煎煮的过程中会互相作用,成分与成分之间、成分和溶剂之间都容易产生物理和化学变化。因此煎煮法提取的化学成分范围广但杂质较多。

(2) 操作步骤

1) 浸泡:挑选无霉蛀、泛油等变质现象的中药饮片倒入容器内,加入适量清水(一般加水量为药材的 6～8 倍)浸泡。其中花、茎、叶宜浸泡 20～30 min,根、根茎、种子、果实宜浸泡 60 min。不可过夜,以免变质。

2) 煎煮:先用武火煮开,再改用文火煎煮适宜时间。一般头煎 20～30 min,二煎 10～15 min。如以挥发油为主要成分的中药,为避免此类成分挥散,时间可再缩短。如果想将中药有效成分尽可能地通过煎煮法提取,头煎、二煎时间可根据实验需求延长。

3) 滤过：煎好的药汁通过过滤器滤过去渣。合并煎煮提取的药液备用。

（3）注意事项：煎煮容器尽量为砂锅、陶罐、搪瓷器皿，禁用铁、铜、锡等金属器皿。

为了避免药物表面蛋白迅速凝固，影响有效成分析出，煎药开始时均用冷水，但对于易水解的成分，为了破坏酶的活性可以直接沸水煎煮提取。

（4）特殊药物的处理

1) 先煎：有些矿石、贝壳类药物，因其质地坚硬，有效成分不易煎出，易打碎先煎，即煎煮 30 min 后，再将其他药物倾入同煎。如生石膏、生牡蛎等。对某些有毒药物，为降低毒性，亦应先煎或久煎，如附子、乌头等。

2) 后下：花、叶类以及一些气味芳香含挥发性成分多的药材（如薄荷、香薷等）久煮会致香气挥发，药性损失，需在其他药煎煮以后，停火前的 5～10 min 时再将其放入，煎沸 5～10 min 即可。

3) 包煎：即将药物包于原色稀棉布布袋或纱布中进行煎煮。具体有：花粉、细小种子及细粉类药物，因其易漂浮在水面，不利煎煮，如蒲黄、葶苈子、滑石粉等；含淀粉、黏液质较多的药物应包煎，因其易粘锅糊化、焦化，如车前子等；绒毛类药物应包煎，因其难于滤净，混入药液则刺激咽喉，如旋覆花等。

4) 另煎：适用于贵重药材，以免与其他药材同煎时其有效成分被吸附而造成浪费。可单味煎煮 1～2 h，或置器皿中隔水另炖。煎（炖）好后另服或冲入汤药中通服。

5) 烊化：胶类、蜜膏类宜置于已煎好的药液中加热溶化后一起服用。

2. 回流提取法

（1）定义与原理：回流提取法是以低沸点的有机溶剂如乙醇、乙酸乙酯等作为提取溶剂，通过加热使溶剂受热蒸发，溶剂蒸气经冷凝后变为液体流回提取容器中，这样周而复始，直至有效成分回流提取完全的方法（图 3-1）。

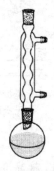

（2）操作步骤

1) 样品准备及装样：将药材剪成小段或弄碎成适宜的粒度，与提取溶剂一同加入圆底烧瓶内，装好回流装置。

图 3-1　简易回流装置

2) 提取：开启冷凝水后选择合适的加热方式加热。提取过程中,切勿使液体沸腾过度。刚开始加热时,加热速度可稍快,液体沸腾后,控制加热温度,使回流速度在 1～2 滴/秒。一般保持沸腾 1～3 h。放冷过滤,再在药渣中加溶剂,做第 2 次、第 3 次加热回流。后 2 次回流时间可比第 1 次缩短,至基本提尽有效成分为止。

3) 回收溶剂：回流完毕,先撤去热源,待冷凝管中不再有冷凝液滴下时,关闭冷凝水,拆除装置。合并提取液、蒸馏回收溶剂即得浓缩提取物。

(3) 注意事项：加热回流时溶剂总量一般不超过圆底烧瓶溶剂的 1/3～1/2。装置搭建时,要求连接装置的顺序是由下至上,冷凝水是下进上出。水浴锅温度逐渐升高,以冷凝管滴下的第 1 滴溶剂开始计时,调节加热温度和冷凝水流量,控制回流速度使液体蒸汽浸润界面不超过冷凝管有效冷却长度的 1/3,中途不得中断冷凝水。

3. 连续回流提取法

(1) 定义与原理：连续回流提取法又称索氏提取法,即用较少的溶剂,通过连续循环回流的方法进行提取,使药材的有效成分一次便可充分被提取完全的

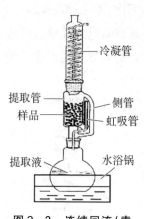

图 3-2　连续回流(索氏提取)装置

方法。连续回流提取法属于液固萃取的范畴,是利用溶剂受热后蒸发,遇冷凝结后变为液体回滴入提取器中,从而接触药材进行提取。这期间经过渗透、溶解及扩散的过程,溶出药材的被提取成分而成为溶液。待溶剂液面高于提取器中虹吸管上端时,在虹吸作用下,浸出也流入圆底烧瓶。溶液在圆底烧瓶中继续受热,溶剂蒸发回流渗漉,而溶液中的溶质(被提取部分)则留在烧瓶内。随着提取的进行,烧瓶内溶液越来越浓,而每次进入提取器均为新鲜溶剂,提取器中的药材始终与新鲜溶剂或浓度较低的溶剂接触,从而逐渐地将药材中的成分转移到烧瓶中(图 3-2)。

(2) 操作步骤

1) 样品准备及装样：将固体药材粉碎成一定的粒度,将准备好的样品装入滤纸桶内或装入布袋内,其装量高度以低于虹吸管 1～2 cm 为宜,注意不得将样品漏入提取筒的导管或接收瓶中,样品应装的松紧适度,均匀致密。

2) 提取：加入一定量的溶剂至提取器,当液面达到虹吸管高度时,溶剂从

虹吸管流入圆底烧瓶内(烧瓶内应加沸石),然后再加少量溶剂,保证回流时有足够溶剂能回流至圆底烧瓶。控制水浴加热温度,使流速控制在1～2滴/秒。

3) 回收药材、溶剂:撤离热源,让提取器内液体全部流入圆底烧瓶后,取下提取器,将固体样品移出。取下提取器与冷凝管,用蒸馏装置或旋转蒸发仪回收溶剂。

(3) 注意事项:①连续回流提取法一般适用于对热稳定成分的提取,为防止长时间受热,成分被破坏,可在提取1～2h后更换新鲜溶剂继续提取。②滤纸筒可用定性滤纸捆扎而成。滤纸筒高度以超过提取器虹吸管1～2 cm,滤纸筒直径应小于提取器提取筒内径。③药材粉末的装入量不宜过多。放入提取筒后,药材面应低于虹吸管,并注意不要使药粉弄出滤纸筒外,防止堵塞虹吸管。④若采用溶剂极性梯度提取,则应将提取器中上一种溶剂挥干后,再换新溶剂提取。

4. 挥发油提取

(1) 定义及原理:挥发油提取的主要方法是利用水蒸气蒸馏,使挥发性成分与水蒸气一起馏出,通过冷凝管冷凝到达接收器。同时还可以用挥发油测定器来收集并同时测定挥发油的含量。根据挥发油密度的不同,测定器分轻油(密度<1)和重油提取器(密度>1)(图3-3)。

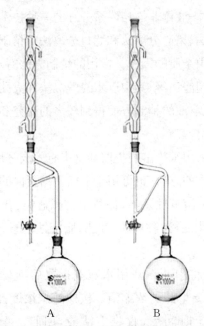

A   B

图3-3　重油提取器(A)和轻油提取器(B)

（2）操作步骤

1）样品准备及装样：将药材剪成小段或粉碎成适宜的粒度，与水一起加入圆底烧瓶。

2）提取：在圆底烧瓶和冷凝管之间根据所提取的挥发油密度增加挥发油测定器（轻油或重油），然后根据回流提取方式进行提取。如要测定挥发油的量，需提前自测定器上段加水使充满刻度部分，并溢入烧瓶时为止。加入定量的二甲苯，然后连接冷凝管，通入冷凝水进行回流操作。此时挥发油和水蒸气共同馏出，经过冷凝流入挥发油测定器的刻度管，根据刻度管刻度计算挥发油体积。

3）回收并计算：回流一段时间，至测定器刻度管内油量不再增加，停止加热，放置片刻，打开刻度管下端活塞，放出提取物，进行萃取、盐析等操作。如测定含量可读取测定器中二甲苯油层体积，减去开始时加入的二甲苯量即为挥发油体积。

（二）中药纯化操作

中药提取液制备完后，通常需要采用分离、精制方法进行纯化操作。分离是采用适当方法将固体-液体非均相体系分开的一种技术。常用的分离纯化方法主要包括沉降分离法、离心分离法和滤过分离法。精制系采用适当的方法和设备除去中药提取液中杂质的操作。常用的精制方法有水提醇沉法、醇提水沉法、大孔树脂吸附法、超滤法等，其中以水提醇沉法和大孔树脂吸附法目前应用较为广泛，已在中药提取液的精制方面得到较多的研究和应用。

1. 水提醇沉法

水提醇沉法是指采用水为溶剂提取药材中有效成分后，再用不同浓度乙醇沉淀去除水提液中杂质的方法，也可用于多糖和糖蛋白的制备。一般可根据药材成分在水和乙醇中的溶解性差异，保留生物碱盐类、苷类、氨基酸、有机酸等成分，去除蛋白质、糊化淀粉、黏液质、油脂、脂溶性色素、树脂、树胶、部分糖类等杂质。

（1）操作方法：先将中药饮片用水煎煮提取后，收集提取液并浓缩至相当于每毫升含有1～2 g生药的浓缩液。按照醇沉浓度计算乙醇用量，加入适量乙醇，静置冷藏一定时间后，收集上清液，回收乙醇，收集水提醇沉液，备用。

（2）注意事项

1）中药水煎提取液应先经过浓缩后，再加入高浓度乙醇（95%乙醇或纯乙醇），水提取液应经浓缩后再加乙醇处理，以减少乙醇的用量，使沉淀完全。浓缩时最好采用减压低温，特别是经水醇反复数次沉淀处理后的药液，不宜用直火加热浓缩。

2）药液温度：在加入乙醇时，药液温度一般为室温或室温以下，以防乙醇挥发。

3）加醇的方式：多次醇沉、慢加快搅有助于杂质的除去和减少有效成分的损失。

4）含醇量的计算：调药液含醇量达某种浓度时，只能将计算量的乙醇加入药液中，用乙醇计直接在含醇的药液中测量的方法是不正确的。分次醇沉时，每次需达到的某种含醇量，需通过计算求得。

5）冷藏与处理：醇沉后一般于 5～10℃下静置 12～24 h（加速胶体杂质凝聚），但若含醇药液降温太快，微粒碰撞机会减少，沉淀颗粒较细，难于滤过。醇沉液充分静置冷藏后，先虹吸上清液，下层稠液再慢慢抽滤。

2. 大孔树脂吸附法

大孔吸附树脂主要以苯乙烯、甲基苯乙烯、甲基丙烯酸甲酯等为原料，加入一定的致孔剂（如甲苯、环氧乙烷等）聚合而成，是一种具有三维网状结构的聚合物吸附剂，具有选择性好、吸附速度快、吸附量大、重现性好、机械强度高、使用寿命长等优点，适用于多种有效成分或有效部位的分离纯化，广泛用于中药目标成分的分离提取及中药复方制剂中的除杂等。大孔树脂的吸附作用是通过树脂表面的孔径吸附、表面电性或形成氢键等达到的。主要利用其吸附性和分子筛相结合的原理，从中药提取液中有选择地吸附目标成分，而其他的杂质等先流出，从而使目标产物得到有效的分离。根据目标化合物的不同，选择适宜的洗脱剂，使树脂的孔径张开，被吸附的物质得到解吸而随洗脱剂洗脱。按照极性的强弱可将大孔吸附树脂分为非极性、弱极性、中极性和强极性等几种类型。

（1）预处理：大孔树脂在合成过程中常会含有未聚合的单体、交联剂、致孔剂等化学残留物质，因此，大孔树脂在使用前需进行预处理。不同型号大孔树脂的预处理方法可能有所差异，一般建议按照说明书进行操作。

1）装柱前清洗吸附柱与管道，并排净设备内的水，以防有害物质对树脂的污染。

2）取市售大孔树脂,用乙醇加热回流洗脱(或用改良索氏提取器加热洗脱),洗至洗脱液蒸干后无残留物。经乙醇洗净的树脂挥去溶剂后保存备用。或将树脂浸泡在乙醇、甲醇等醇类溶剂一定时间,然后在真空条件下干燥,得到处理树脂。

3）于吸附柱内加入相当于装填树脂 0.5 倍的水,然后将新大孔树脂投入柱中,把过量的水从柱底放出,并保持水面高于树脂层表面约 20 cm,直到所有的树脂全部转移到柱中。

4）装柱后,先用水反洗,从树脂低部缓缓加水,逐渐增加水的流速使树脂床接近完全膨胀。保持这种反冲流速直到所有气泡排尽,所有颗粒充分扩展,小颗粒树脂冲出,除去树脂碎片和杂物。

5）用 2 倍树脂床体积(2 BV)的 95％乙醇,以 2 BV/H 的流速通过树脂层,并保持液面高度,浸泡过夜。

6）用 2.5～5 倍树脂床体积(2.5～5 BV)95％乙醇,2 BV/H 的流速通过树脂层,洗至流出液加水不呈白色浑浊为止。

7）从柱中放出少量的乙醇,检查树脂是否洗净,否则继续用乙醇洗柱,直至符合要求为止。检查方法：①水不溶性物质的检测,取乙醇洗脱液适量,与同体积(取 1∶1,1∶2,1∶5 三种比例)的去离子水混合后,溶液应澄清;再在 10℃放置 30 min,溶液仍应澄清。②不挥发物的检查,取乙醇洗脱液适量,在 200～400 nm 范围内扫描紫外图谱,以 95％乙醇为空白对照,在 250 nm 左右应无明显紫外吸收。

8）用去离子水以 2 BV/h 的流速通过树脂层,洗净乙醇。以大量的蒸馏水洗去乙醇,洗至无醇味,备用。若有少量乙醇存在将会大大降低树脂的吸附力。

（2）装柱：一般采用湿法装柱将大孔树脂装入玻璃柱中。玻璃柱一般需要具有可调节流速的开关,装柱前一般选择合适的径高比进行装柱。装柱过程中,避免大孔树脂柱流干。装柱后,用大量水冲洗树脂柱。

（3）上样：上样量的多少以大孔树脂的吸附当量来衡量。动态吸附当量是指称取或量取一定量的大孔树脂(要求与实验室干湿程度一致),装柱,以过量的药液过柱,清水冲洗,解吸附,洗脱液浓缩,干燥,称重,以吸附物质的重量比上称取的大孔树脂的重量或体积,即为该种药液有效成分在大孔树脂中的动态吸附当量。为避免因过饱和或流速过快的影响,使有效成分未被吸附而流出,生产上规定一般上样量不超过动态吸附当量的 80%。此外，为达到好的分离效果，上样前需对样液进行超声、过滤或离心等前处理后再上大孔树脂柱。上样后，为使吸附充分，一般待样品在大孔树脂柱上吸附一定时间后，再进行洗脱操作。

（4）洗脱：大孔树脂柱一般采用水和不同浓度的乙醇作为洗脱剂。先采用一定量的水冲洗大孔树脂柱至洗脱液为无色，同时也可检测洗脱液中目标成分的流出量，确定水的冲洗用量，并计算大孔树脂柱吸附率。再根据目标化合物的性质，选择不同浓度的洗脱剂对目标成分进行洗脱。测定洗脱液中目标成分的洗脱情况，并将洗脱液浓缩干燥成固体。计算洗脱物中目标成分的含量和洗脱率。一般以洗脱物中目标成分含量和转移率为指标，选择洗脱剂的种类和用量。

（5）再生：大孔树脂柱在反复使用后，未洗脱掉的杂质会附着在大孔树脂的表面和内部，使树脂颜色逐渐变深，导致柱效降低，需用水或乙醇溶液对大孔树脂进行预处理再生后使用。再生受污染较严重的树脂时，需先用弱酸溶液洗脱，再用弱碱溶液对大孔树脂进行深度处理。一般用 4 倍柱体积的 95% 乙醇洗涤，然后再用约 4 个柱体积的水冲洗至无醇味，即可。当树脂使用了若干个周期时，其吸附性能有所下降，此时先用 2 倍柱体积的 3%～5%NaOH 溶液过柱，然后用 2 倍柱体积的 95% 乙醇洗涤，再水洗至中性，树脂的吸附性能即能恢复。

 实验动物

（一）实验动物的定义

实验动物是科学研究的重要组成部分，对人类科技进步和健康卫生事业的发展具有重要意义。那何谓"实验动物"？实验动物是指经人工培育，对其携带微生物和寄生虫实行控制，遗传背景明确或者来源清楚，用于科学研究、教学、生产、检定以及其他科学实验的动物。实验动物是先天遗传性状、后天繁育条件、微生物和寄生虫携带状况、营养需求以及环境因素等方面受到全面控制的动物。控制的目的是为了实验应用，保护接触和应用实验动物人员的健康，保证实验结果的可靠性、精确性、均一性、可重复性以及可比较性。

(二) 实验动物的特点

1. 遗传背景清楚

实验动物必须是经过人工培育、遗传背景明确的动物。根据遗传特点的不同,实验动物分为近交系、封闭群或远交群和杂交群。不同遗传背景的实验动物其遗传基础不同,生物学特性也不同,对环境和实验处理的反应性也有差异,这将直接影响实验结果的准确性和可靠性。经过人工培育的不同品种品系,遗传概貌清楚,并各有其独特的生物学特性,可满足不同研究的需要。

2. 携带的微生物和寄生虫得到控制

在实验动物生产繁育和使用过程中,必须对其携带的微生物和寄生虫实施监控。依据对微生物和寄生虫的控制程度及 2017 年修订的《实验动物管理条例》,一般将实验动物划分为 4 个等级:普通动物、清洁动物、无特定病原体动物和无菌动物(其中包括悉生动物)。通过对携带的微生物和寄生虫实行控制,从而达到相应微生物控制等级的质量要求,可保护接触和应用实验动物人员的健康,保证实验动物的健康,保障动物实验结果的准确性和可靠性。

3. 在特定的环境条件下经人工培育而成

实验动物是在达到一定要求的饲养环境中,包括水的质量和饲料营养的要求,经过科学培育和繁殖的动物,是多学科研究的成果和科技含量高的生物技术产品。如利用转基因技术,使特定基因在实验动物中得以表达,而制造的转基因动物为医学、遗传学、发育生物学及畜牧兽医学等众多学科提供了丰富的动物模型资源。

4. 应用范围明确

实验动物是用于科学研究、教学、生产、检定以及其他科学实验的动物。其应用领域包括医学、药学、产品质量检验、环保、国防乃至实验动物科学本身等。特别是在人类生命现象的研究方面,实验动物扮演着人类"替难者"的角色,是"活的精密仪器",最终为科学发展、人类生存和健康服务。其应用目的与野生动物、经济动物、警卫动物和观赏动物有着明显的区别。

(三) 实验动物的价值与意义

实验动物可帮助建立各种人类疾病的动物模型,对动物与人类疾病进行相互类比研究,从而了解人类疾病发生、发展的规律,用于人类疾病的诊断、预防、治疗及病理、生理、药理、毒理等实验，探索人类生命的奥秘，以控制人类的疾病，延长人类的寿命，提高人类健康服务。

（四）动物实验伦理与福利

动物实验是医学研究的重要途径和基本手段，许多医学新知识的获得、医疗新方法的应用都得益于动物实验，医学的进步和发展离不开动物实验。然而，动物实验带来了备受社会关注的伦理问题和实验动物福利问题。同时，实验动物福利程度也直接影响动物实验结果的科学性和准确性，因此，在动物实验过程中善待实验动物，不仅是提高实验动物的福利需要，也是减少对动物实验过程中的应激、提高动物实验结果可靠性的需要。1959 年，英国的动物学家 W. M. S. 拉塞尔和微生物学家 R. L. 伯奇出版了《人道主义实验技术原理》一书，系统地提出了"3R 原则"。即在动物实验中，通过"减量原则""优化原则"和"替代原则"来解决实验动物的伦理问题。我国关于实验动物福利和权利出台了《实验动物管理条例》《实验动物质量管理办法》《关于善待实验动物的指导性意见》等政策法规，在不同程度上规范了实验动物管理。另外，在开展动物实验之前要求所在单位必须已经取得由省级实验动物主管部门颁发的实验动物使用许可证，并且动物实验计划和方案需由单位内部设立的实验动物管理委员会或实验动物伦理委员会审批。

（五）常用实验动物

1. 小鼠

小鼠，属哺乳纲、啮齿目、鼠科、小鼠属，染色体为 20 对（2n＝40）。小鼠基因组与人类相似度高，且价格便宜，实验稳定性、重复性好，是最常用的实验动物。小鼠胆小，容易受到惊吓，昼伏夜行，喜欢沿着墙壁行动，视力很差，对气味敏感，生长周期短，35～60 天即性成熟。生育相关实验选 65～80 日龄小鼠较为合适。交配 10 h 左右可观察到阴道栓，妊娠期 19～21 天。尿量少，用以研究泌尿系统疾病难度较大。

2. 大鼠

大鼠，属哺乳纲、啮齿目、鼠科、大鼠属，染色体为 21 对（2n＝42）。大鼠因基因组与人类相似度高，价格便宜，实验稳定性、重复性好，且体积较大，相比较小鼠，更容易开展手术等实验，是常用的实验动物。大鼠胆小温顺，昼伏夜行，喜欢沿着墙壁行动,视力很差,对气味敏感,对声音敏感(能听到超声波),对光照敏感,42~60 天即性成熟。生育相关实验选 90~100 日龄大鼠较为合适。交配后 10 h 左右可观察到阴道栓,易脱落不容易观察,妊娠期 19~23 天。大鼠消化代谢较快,不适宜做呕吐实验。大鼠体积较大,内分泌腺体容易摘除,且容易制备代谢相关动物疾病模型。

3. 仓鼠

仓鼠,又称地鼠,属哺乳纲、啮齿目、仓鼠科、仓鼠亚科,分金黄地鼠和中国地鼠。金黄地鼠染色体为 22 对($2n=44$),中国地鼠染色体为 11 对($2n=22$)。金黄地鼠皮肤柔软,性格温顺。仓鼠胆小,容易受到惊吓,昼伏夜行,喜挖洞,喜独居,喜贮藏食物,对皮肤移植实验排斥性低,爱干净。

4. 豚鼠

豚鼠,属哺乳纲、啮齿目、豚鼠科、豚鼠属,染色体为 32 对($2n=64$)。豚鼠性格好,体积大,便于开展手术等实验,但胆小易惊,对声音等敏感,容易因惊吓过度而致死。豚鼠对组胺、麻醉药物敏感,是过敏性试验和变态反应研究的首选动物;血清中补体含量高;会咳嗽,可用于咳嗽症状的评估;耳朵大,便于听力相关研究。

5. 兔

兔,属哺乳纲、兔形目。兔形目包括两个科:鼠兔科和兔科。兔科主要有兔属、棉尾兔属和穴兔属。染色体为 22 对($2n=44$)。现常用的兔来源于穴兔。实验用兔体积大,多用于手术等实验或仪器开发等;前、后腿均力量较大,操作过程中要注意规范操作,防止被抓伤、蹬伤;免疫反应灵敏,血清量产生较多;对皮肤刺激反应敏感,近似于人;眼睛大,便于观察和手术。

6. 犬

犬,又名狗,属哺乳纲、食肉目、犬科、犬属、犬种,染色体为 39 对($2n=78$)。犬喜近人,易驯养,能领会人的简单意图,有服从主人的天性。实验用犬具有发达的神经;智商较高,价格昂贵,多用于心理学、神经学等实验;容易感染狂犬病,实验时要注意做好防护,定期检测。

7. 猪

小型猪,属哺乳纲、偶蹄目、野猪科、猪属,染色体为 19 对($2n=38$)。实验用猪的智商较高,价格昂贵,多用于心理学、神经学等实验;心脏与人类的心脏相似,且体积较大,是心血管学科理想的实验动物;皮肤结构与人的相似,且毛发较少,是皮肤疾病的理想模型;血管发达,愈合快,可以用于血管相关手术的练习和实验;免疫系统发达,与人的相似,且无菌环境存活率较高,便于进行免疫相关实验。

8. 斑马鱼

斑马鱼,属脊椎动物门、鱼纲、硬骨鱼目、鲤科、鲌属。斑马鱼胚胎和幼鱼对有害物质非常敏感,可用于测试化合物对生物体的毒性,能快速、真实、直观地反映水污染的状况,也是环境激素监测的实验动物。雌鱼性成熟后可产几百个卵,卵子体外受精和发育,速度很快,孵出的卵 3 个月后可达性成熟。卵子和受精卵完全透明,有利于研究细胞谱系、跟踪细胞发育情况等。

9. 果蝇

果蝇,属节肢动物门、昆虫纲、双翅目、果蝇科、果蝇属。果蝇细胞体内染色体很少,只有 4 对 8 条,清晰可辨。果蝇的基因谱系稳定,是遗传学等学科最好的模式生物;生命周期短,繁殖快,可用于研究衰老与抗衰老等。

10. 青蛙和蟾蜍

青蛙和蟾蜍属于两栖类动物。蛙类的心脏在离体情况下仍可有节奏地搏动较长时间,常用来研究心脏生理及药物对心脏的作用。青蛙和蟾蜍的腓肠肌和坐骨神经可用于观察外周神经的生理功能,药物对周围神经、横纹肌或神经肌肉接头的作用;神经系统简单,可用于神经相关研究;繁殖快,便于研究胚胎和发育。

(六) 实验动物的选择

实验动物的选择正确与否是从事实验动物研究者的研究课题能否达到预期成果的重要环节之一。由于不同的实验动物具有不同的生物学特性,在长期的生物医学研究中发现,实验目的不同所选择的实验动物生理状态、解剖结构、品种品系、年龄(体重)以及性别等有所不同。如果实验动物选择不当,很难得到满意的实验结果和结论,甚至前功尽弃,还可能由于实验结果的错误给研究者产生误导。事实上,每一项生物医学科学实验都有其相对最适宜的实验动物。因此,选择合适的实验动物对实验研究至关重要,这关系到实验结果的科学性和可靠性等,在进行实验研究过程中必须认真对待。使用标准化动物,并且整个实验过程中,实验动物要在标准环境中饲养与实验,才能最大限度地排除因环境条件变化所引起的个体差异,以及其他各种因素的影响,减少实验误差,提高实验结果的科学性和准确性。

(七) 实验动物的抓取与固定

实验动物的抓取与固定是实验操作中的重要环节。正确的抓取与固定可以使动物保持安静状态,体位相对固定,充分暴露操作部位,便于观察、给药、手术、数据采集等操作。同时,正确的抓取与固定可以避免动物咬伤实验人员,减少动物的伤亡和应激反应,保障动物实验的顺利进行。

实验动物抓取与固定的方法应根据实验内容和动物种类而定。在抓取与固定动物前,需要了解各种实验动物的一般习性。抓取固定时,既要小心仔细,避免粗暴操作,又要大胆敏捷,以确保正确抓取并固定动物。选择合适的固定方式是实验成功的关键。在固定动物时,要密切观察动物的反应。如果动物出现呼吸频率变化等问题,应立即停止操作,检查固定方式是否合适,避免对动物造成不必要的伤害。对于性情较急躁的动物(如肝纤维化模型动物),可以戴帆布手套进行防护,以防止动物咬伤实验人员。

1. 小鼠的抓取与固定

小鼠通常性情温顺,比较容易抓取和保定,但操作者在进行操作时仍需小心,以避免因不当抓取导致咬伤。

(1)双手抓取法:操作者使用右手拇指和食指捏住小鼠尾巴的中部,将其放在鼠笼的网格或粗糙的台面上。当小鼠尝试向前爬行时,用左手的拇指和食指抓住小鼠的两耳及颈部皮肤,将小鼠的身体置于左手心中,并拉直其后肢,用无名指固定鼠尾,小指固定后腿。

(2)单手抓取法:直接用左手小指勾起小鼠的尾巴,迅速用拇指和食指、中指捏住小鼠耳后及颈背部的皮肤。这种在手中的固定方式适用于实验动物的灌胃、皮下、肌肉和腹腔注射以及其他实验操作。

(3)保定:若需进行手术、解剖、心脏采血等操作,应使用保定板固定小鼠;进行尾静脉注射或采血时,则需要特定的固定装置。在保定过程中,还可以同时进行小鼠的性别鉴定。在鼠笼网格或粗糙的台面上,轻轻提起小鼠的尾部,并用其他手指轻轻按压尾根部,观察生殖器官。性别鉴定的要点包括:雄鼠的生殖器距离肛门较远,而雌鼠较近;雄鼠生殖器与肛门之间有毛发;雄鼠的生殖器突起比雌鼠的更为明显;雌鼠的乳头比雄鼠的更为明显。

2. 大鼠的抓取与固定

大鼠的抓取方法在很多方面与小鼠相似,但由于大鼠体型较大且牙齿更为尖锐,因此在受到威胁时更倾向于咬人,所以在抓取时需要格外小心。

(1) 大鼠抓取

1) 抓取大鼠时,使用右手抓住大鼠尾巴的根部并轻轻提起,将其放置在笼盖或粗糙的台面上。这一过程中可以同时进行性别鉴定,方法与小鼠的性别鉴定相似。如果大鼠显得焦躁不安,可以先行遮盖其头部,帮助它平静下来。用右手轻轻向后拉住鼠尾,待大鼠向前爬行时,左手迅速插入其腋下(注意不要握得太紧),其余三指和掌心握住大鼠身体的中段;或者使用食指放在颈背部,拇指和其余三指放在肋部,食指和中指夹住左前肢,分开两前肢举起来。

2) 迅速用左手中指和食指插入颈部下方并夹住头部,拇指和其余两个手指放在肋部,右手用来按住后肢进行固定。

3) 可伸开左手的虎口,敏捷地一把抓住大鼠颈部和背部皮肤,右手固定尾巴。为防止咬伤,可戴帆布手套防护,用小指和无名指夹住尾部固定,以安全地进行灌胃、腹腔注射等实验操作。

(2) 大鼠抓取注意事项:如果需要进行手术或解剖等操作,应事先对大鼠进行麻醉或处死,然后用棉线绳绑住腿部,使其背部朝上固定在大鼠专用的固定板上。进行尾静脉注射时的固定方法与小鼠相同,可以使用固定器或固定袋来固定大鼠。

3. 家兔的抓取与固定

家兔性格温顺,通常不会主动咬人,但它们的爪子较尖,如果抓取方法不当,容易被抓伤。抓取家兔的正确步骤:当家兔处于安静状态时,操作者应用右手轻轻地抓住家兔颈背部的被毛和皮肤,小心地将家兔提起。同时,左手应托住家兔的臀部,以支撑其身体重量。抱起家兔后,应尽量让家兔的头部朝向操作者的怀内,这样家兔不容易观察到周围的情况,有助于保持家兔的安静状态。

根据实验的具体需求,可以采用不同的固定方法。例如,进行静脉注射、采血或热原试验时,可以使用专门的兔固定器来固定家兔。如果没有专用的兔固定器,也可以使用帆布或浴巾作为替代品,以帮助稳定家兔并进行保定。对于需要测量血压、呼吸等生理指标的实验,或者进行手术时,应将家兔固定在专用的兔手术固定台上,以确保实验的准确性和安全性。

（八）实验动物的标记

在进行动物实验分组时，对实验动物进行编号标记是确保实验顺利进行的重要环节。标记方法应该保证不影响动物实验结果。标记要清晰耐久、简便易读，可根据实验动物的种类和实验类型选择合适的标记方法。

1. 短期标记

（1）记号笔法：适用于被毛为白色的大鼠、小鼠、豚鼠、兔等动物的编号标记。在动物的不同身体部位（如头部、背部、四肢等），逆着被毛排列的方向，使用不同颜色的油性记号笔涂上适当的生物染料剂。也可在尾根部涂色或直接写上编号。

（2）染色法：适用于被毛为白色的大鼠、小鼠、豚鼠和兔等动物的编号标记。使用化学药品在动物的明显体位被毛上进行涂染，一般用于短期实验。若进行长期实验，为避免褪色，可每隔 2～3 周重染 1 次。常用的染液包括 2％的硝酸银溶液（棕黄色）、0.5％的中性红或品红溶液（红色）和甲紫溶液（紫色），也有使用 3％～5％的苦味酸溶液（黄色）作为标记。标记时，用棉签蘸取染液涂在动物身体的不同部位。编号的原则是"先左后右，先上后下"。例如，左前腿部记为 1 号，左侧腰部记为 2 号，左后腿部记为 3 号，头部记为 4 号，腰背部记为 5 号，尾部记为 6 号，右前腿部记为 7 号，右侧腰部记为 8 号，右后腿部记为 9 号，不涂色的为 10 号。单一颜色可标记 1～10 号，若动物数量超过 10 只，可使用两种颜色组合标记，一种颜色代表十位，另一种代表个位，可标记至 99 号。

2. 长期标记

（1）耳缘打孔法：使用动物专用耳孔器在动物耳朵的不同部位打一小孔或缺口来表示编号。左耳代表十位，右耳代表个位。此方法适用于长期实验中对大约 100 只动物进行终身标记。打孔前，耳部需进行局部麻醉，打孔后需对打孔部位进行消毒。

（2）挂牌法：让动物佩戴印有编号的金属号牌进行标识。一般是用印有编号的金属制的号牌固定于耳上。大鼠、小鼠的耳号钉子通常打在离耳朵边缘 1/3 处，豚鼠、兔则靠近耳根部固定，而犬、兔等动物大多是将号码牌挂在项圈上。

（九）实验动物的给药方法及常用给药容积

常用的给药方法包括经口给药、吸入给药、经皮给药和注射给药等。根据药物的性质、实验要求、剂型等选择给药途径和给药方式。下面详细介绍经口给药和注射给药。

1. 经口给药

（1）灌胃法：灌胃给药是最常用的给药方式，优点是起效快、作用直接、治疗效果好、剂量可准确控制，缺点是容易损伤食管、胃部，刺激性强，容易出现胃肠道反应。小鼠灌胃量一般不超过 0.4 mL/10 g 体重；大鼠一次灌胃量为 1～2 mL/100 g 体重。兔最大灌胃量为每只 80～100 mL。

方法是：大鼠或小鼠固定后，使腹部朝上，颈部拉直，右手用带灌胃针头的注射器吸取药液（或事先将药液吸好），将针头从口角插入口腔，沿上腭插入食道。若遇阻力，应退出后再插，切不可用力太猛，防止损伤或误入气管导致动物死亡（图 3-4～图 3-6）。灌胃针与注射器的选择：小鼠一般选择 12 号灌胃针及 1 mL 注射器；大鼠一般选择 16 号灌胃针及 5 mL 注射器。

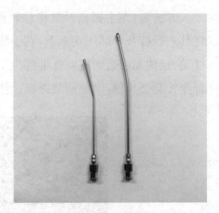

图 3-4 灌胃针

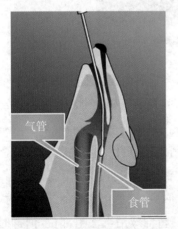

图 3-5 大、小鼠灌胃解剖示意图

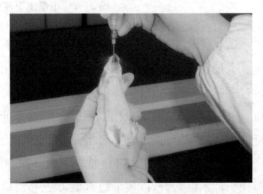

图 3-6 小鼠灌胃给药操作

（2）口服法：把药物混入饲料或溶于饮水中让动物自由摄取。此法优点是简单方便，缺点是剂量不能保证准确，因为动物状态和嗜好不同，饮水和饲料的摄取量也不同，因而不能保证药物的摄入量，且动物个体间服药量差异较大。另外，室温下有些药物会分解，药物投入量较少时，也很难准确添加。该方法一般适用于动物疾病的防治、药物的毒性观察、某些与食物有关的人类动物模型的复制等。

2. 注射给药

（1）皮下注射：可迅速达到药效，不能或不宜经口服给药时采用。常用的大鼠、小鼠的皮下注射部位为颈背部。大鼠背部皮下注射时可用棉布盖住大鼠头眼部，减少动物应激。

方法是：左手拇指及食指轻轻捏起动物背部皮肤，同时左手无名指及小指将其左后肢及背部压在掌下，右手将注射针头刺入皮下，稍稍摆动针头，若容易摆动、轻抽无回血则表明针尖部位于皮下，此时注入药液（图3-7）。拔针时应轻捏针刺处片刻，以防药液漏出。注射量为每只0.05～0.1 mL。

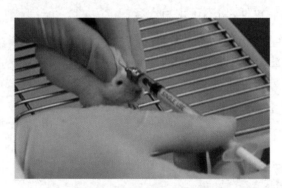

图3-7　小鼠皮下注射操作

（2）肌内注射：肌内注射的部位一般选择肌肉丰满而无大血管和神经的部位。大鼠、小鼠肌内注射一般在大腿外侧，注射时，用酒精棉消毒将要注射的部位，注射针斜刺入后肢大腿根部，回抽针栓，确保注射部位准确。若注射器内有血，表明注射部位有误，在这种情况下，必须重新定位进针。假如没有回血，慢慢注射药物，然后拔出。如有出血，用纱布或干棉球止血。

（3）腹腔注射：注射部位是在下腹部腹中线两侧，避免伤及脏器。注射时，需使头部稍向后仰，以使下腹部脏器上移。以酒精棉球消毒注射部位，消毒时要逆着被毛方向和顺着被毛方向均涂擦若干遍,使皮肤和被毛得到充分的消毒。先将注射器针头刺入皮肤,进入皮下后,向下倾斜针头,以约45°刺入腹腔。此处注意穿透腹膜后,针尖的阻力消失,有落空感。回抽针栓,如无回血或液体即可注入药物(图3-8),注射完毕后拔出针,用酒精棉消毒注射部位。

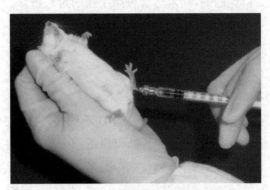

图3-8 小鼠腹腔给药操作

小鼠注射量为 0.1~0.2 mL/10 g 体重;大鼠注射量为 1~3 mL/100 g 体重。

(4) 静脉注射:即把血液、药液、营养液等液体物质直接注射到静脉中。当药物不宜口服、皮下或肌内注射、需迅速发生药效时,可采用静脉注射。

(5) 脚掌注射:一般取后脚掌,因前脚掌需用以取食。注射时,先对注射的脚掌消毒,然后将针尖刺入脚掌 1~5 mm,推注药液。

(6) 关节腔内注射:兔关节腔空隙大,便于操作和观察。针头进入关节腔,当有类似刺破薄膜的感觉时,表示针头已进入关节腔内,即可注入药物。

 给药剂量的设计及用药量的计算方法

(一) 给药量的设计

在进行药物作用的动物实验设计时,确定合适的给药剂量是实验初期必须解决的关键问题。剂量过低可能导致药物作用不明显,而剂量过高又可能引起动物中毒甚至死亡。以下是一些确定剂量的方法:

1. 初步剂量探索

首先利用小鼠来粗略探索药物的中毒剂量或致死剂量。然后,可以选择小于中毒量的剂量,或者取致死剂量的 $1/10 \sim 1/5$ 作为起始剂量。

2. 植物药剂量折算

对于植物药的粗提制剂,剂量通常按照生药的量来折算。

3. 化学药品剂量参考

对于化学药品,可以参考化学结构相似的已知药物剂量,尤其是那些化学结构和作用都相似的药物。

4. 剂量调整

在确定剂量后,如果首次实验中药物作用不明显,且动物没有出现中毒症状(如体重下降、精神萎靡、活动减少等),可以适当增加剂量并再次实验。若动物出现中毒现象且药物作用明显,则应减少剂量。通常,在适宜的剂量范围内,药物作用会随着剂量的增加而增强。因此,在条件允许的情况下,最好使用几个不同的剂量进行实验,以便快速获得药物作用的详细信息。如果实验结果显示剂量与作用强度之间没有规律性,需要进行慎重分析。

5. 大动物实验剂量

在使用较大的动物进行实验时,初始剂量可以设为小鼠剂量的 $1/15 \sim 1/2$,然后根据动物的反应来调整剂量。

6. 动物年龄和体质考量

在确定动物的给药剂量时,需要考虑动物的年龄和体质。通常所说的给药剂量是指成年动物的剂量,对于幼小的动物,剂量应适当减少。

7. 给药途径对剂量的影响

不同的给药途径需要的剂量也不同。例如,以口服剂量为 $1\,u$ 时,灌肠量应为 $1 \sim 2\,u$,皮下注射量为 $0.3 \sim 0.5\,u$,肌内注射量为 $0.2 \sim 0.3\,u$,静脉注射量为 $0.25\,u$。

(二) 实验动物用药量的计算方法

动物实验所用的药物剂量,一般按 mg/kg 或 g/kg 计算,应用时须从已知药液的浓度换算出相当于每千克体重应注射的药液量(毫升数),以便给药。

例1　计算给体重 2 kg 的家兔静脉注射 20% 氨基甲酸乙酯(乌拉坦)溶液麻醉,按每千克体重 1 g 的剂量注射(1 g/kg),应注射多少毫升?

计算方法:兔每千克体重需注射 1 g,氨基甲酸乙酯(乌拉坦)溶液为 20%(即每毫升溶液中含有 0.2 g 药物),则氨基甲酸乙酯溶液的注射量应为兔每千克体重需注射 5 mL,现在兔体重为 2 kg,应注射 20% 氨基甲酸乙酯溶液用量 = 5 × 2 = 10(mL)。

例2　计算给体重 20 g 的小鼠注射盐酸吗啡 15 mg/kg,溶液浓度为 0.1%,应注射多少毫升?

计算方法:小鼠每千克体重需吗啡的量为 15 mg,溶液浓度为 0.1%(即每毫升溶液中含有 0.001 g 药物,即 1 mg/mL),则注射量应为 15 mL/kg,现小白鼠体重为 20 g,应注射 0.1% 盐酸吗啡溶液的用量 = 15 × 0.020 = 0.30(mL)。

(三) 不同种类动物间药物剂量的换算方法

1. 按体重换算药物剂量

如果研究的是一种新药,在没有临床资料和动物试验资料参考的情况下,需要先进行动物毒性实验,找到安全剂量和量效关系。当这种新药用动物证明其疗效时,需要设计人的临床用量。前人经过大量研究,通过实验近似确定了人与动物以及动物与动物之间的体重折算系数 W。这是一种近似的可靠的换算方式。

已知 A 种动物每千克体重用药剂量,预计算 B 种动物每千克体重用药剂量,可先查表 3-1,找到折算系数 W,再以下式计算:

B 种动物的剂量 = W × A 种动物的剂量(mg/kg)　　　　(式 3-1)

表 3 - 1　动物每千克体重等效剂量折算系数 W

折算系数 W		A 动物及标准体重（kg）						
		小鼠 0.02	大鼠 0.20	豚鼠 0.40	兔 1.50	猫 2.00	犬 12.0	人 60.0
B 动物及标准体重（kg）	小鼠 0.02	1.00	1.40	1.60	2.70	3.20	4.80	9.01
	大鼠 0.20	0.70	1.00	1.14	1.88	2.30	3.60	6.25
	豚鼠 0.40	0.61	0.87	1.00	1.65	2.05	3.00	5.55
	兔 1.50	0.37	0.52	0.60	1.00	1.23	1.76	3.30
	猫 2.00	0.30	0.42	0.48	0.81	1.00	1.44	2.70
	犬 12.0	0.21	0.28	0.34	0.56	0.68	1.00	1.88
	人 60.0	0.11	0.16	0.18	0.30	0.37	0.53	1.00

例 3　已知某药对小鼠的有效剂量为 10 mg/kg，求家兔的用药剂量。

查表 3 - 1，A 种动物为小鼠，B 种动物为家兔，交叉点折算系数 $W=$ 0.37，根据式 3 - 1 计算可得：

家兔的剂量＝W×小鼠的剂量（mg/kg）＝0.37×10＝3.7（mg/kg）

2. 按体表面积换算药物剂量

药物的剂量过去多用体重折算，以 mg/kg 表示。现代研究认为，许多药物的体内代谢及作用与体表面积的关系比与体重的关系更为密切。剂量用 mg/m² 表示时，不同种类动物很接近，即剂量与体表面积近似成正比；而用 mg/kg 表示剂量时不同种类动物相差很大。动物间药物剂量的换算可用下式。

$$\frac{D_1}{D_2} = \frac{R_1}{R_2} \times \left(\frac{W_1}{W_2}\right)^{\frac{1}{3}} \qquad\qquad (\text{式}3-2)$$

式中：D_1、R_1、W_1 为所求动物的用药剂量、体型指数和体重；D_2、R_2、W_2 为已知动物的用药剂量、体型指数和体重（表$3-2$）。

表 3-2　各动物的标准体重及体型指数

动物	小鼠	大鼠	豚鼠	兔	猫	犬	人
W（标准体重）	0.02	0.2	0.4	1.5	2	12	60
R（体型指数）	0.059	0.090	0.099	0.093	0.082	0.104	0.110

例4　已知某药对小鼠的有效剂量为 10 mg/kg，求家兔的用药剂量。

查表 3-2、式 3-2 计算得：

家兔的剂量 $D_{兔}$/小鼠的剂量 $D_{小鼠} = R_{兔}/R_{小鼠} \times (W_{小鼠}/W_{兔})^{1/3}$

代入数据可得：$D_{兔}/10\ \text{mg/kg} = 0.093/0.059 \times (0.02/1.5)^{1/3}$

计算得：D 兔的剂量 $= 3.738(\text{mg/kg})$

第四节　数据的处理与统计

在科研过程中，伴随着大量的测量、数据分析统计等工作，在此过程中存在着各种误差，实验者应对数据结果的准确性做出准确判断和正确表达。

 一　数据分析基本概念

（一）准确度与误差

1. 准确度

准确度是指测量值与真实值接近的程度，表明测定结果的准确性。准确度的高低用误差值的大小来衡量，误差值越小，准确性越高。

2. 误差

误差是指测量值与真实值之间的差值。一般用绝对误差和相对误差表示。

（1）绝对误差（absolute error）：测量值（x）与真实值（μ）之间的差值，用 δ 表示。

$$\delta = x - \mu \qquad （式 3-3）$$

（2）相对误差（relative error）：指绝对误差相当于真实值的百分率。

$$相对误差 \% = \frac{\delta}{\mu} \times 100\% \qquad （式 3-4）$$

（二）精密度与偏差

1. 精密度

精密度是指一组平行测定的数据各测量值相互接近的程度。精密度的高低用偏差表示，偏差越小精密度越高。

2. 偏差（deviation，d）

偏差是指单次测量值（x_i）与多次测量平均值（$\bar{x}$）之差。偏差有以下几种表达方式：

$$d = x_i - \bar{x} \qquad （式 3-5）$$

（1）平均偏差（average deviation）和各单次测定偏差的绝对值的平均值，称为单次测定结果的平均偏差。式中 n 为测量次数。

$$\bar{d} = \frac{\sum\limits_{i=1}^{n} |x_i - \bar{x}|}{n} \qquad （式 3-6）$$

（2）标准偏差（standard deviation，SD）和相对标准偏差（relative standard deviation）：由于在测量中，偏差小的值占多数，按总测定次数计算的平均偏差结果会偏小，大偏差值得不到充分反映，一般采用标准偏差来突出较大偏差的影响。

$$标准偏差 S = \sqrt{\frac{\sum\limits_{i=1}^{n}(x_i - \bar{x})^2}{n-1}} \qquad （式 3-7）$$

标准偏差 S 和测量平均值的比值称为相对标准偏差（relative standard deviation，*RSD*），又称变异系数（coefficient of variation，*CV*）。

$$RSD \text{ \%} = \frac{S}{\bar{x}} \times 100\%$$ （式 3 - 8）

在科研的过程中，数据检测最理想的状态是精密度和准确度都很高。精密度低，说明测定结果不可靠，即使准确性离真值很接近，也可能是数据正负误差抵消的结果。精密度低，考虑准确度无意义。如果精密度高，但准确度不高，可能是检测方法、仪器本身和人为操作的一些误差所造成的。

（3）标准误差（standard error，*SE*）：标准误差是指在抽样试验（或重复的等精度测量）中，常用到样本平均数的标准差。标准误差一般用来判定该组测量数据的可靠性，在数学上它的值等于测量值误差的平方和的平均值的平方根。要准确地测量标准误，需要很大的样本量，但通过统计学的方法处理后，标准误的公式转化如下：

$$SE = \frac{SD}{\sqrt{N}}$$ （式 3 - 9）

注：在科研中，数据的值一般采用两种表示方法，一是平均数±标准偏差，二是平均数±标准误差。其两者意义不一样，应根据实际情况采用标准差还是标准误。

标准差是一组数据平均值分散程度的一种度量。一个较大的标准差，代表大部分数值和其平均值之间差异较大；一个较小的标准差，代表这些数值较接近平均值。标准误用来衡量抽样误差。标准误越小，表明样本统计量与总体参数的值越接近，样本对总体越有代表性，用样本统计量推断总体参数的可靠度越大。因此，标准误是统计推断可靠性的指标。

 有效数字及其计算规则

在科研过程中，为了得到准确的结果，需要对测量结果进行准确测量，还需要对结果进行正确记录和计算。

（一）有效数字

有效数字是指科研工作中能实际测量到的数字。在科研过程中，所有物理量的测定，其准确度都是有一定限度的。例如，中学时用直尺测量一条线段的长度。普通的直尺最小测量单位为 1 mm，检测时发现这条线段长度正好落在能测量的 10.1～10.2 cm 之间，3 个学生记录线段长度时可能记录成 10.13 cm、10.15 cm、10.17 cm。这 4 位数字中，前 3 位都是准确的，能用直尺直接测量的，但第 4 位数字是欠准的，是估读的。有效数字是由若干位准确数字和一位欠准数字所组成。上例中，有效数字即为 4 位。

确定有效数字位数时应遵循以下几点。

（1）在记录数据时，只允许在测量值的末位保留一位可疑数字，其误差是末尾数的 ±1 个单位。

（2）数字 1～9 均为有效数字。数字"0"要看其在数据中的位置。当 0 位于数字 1～9 之前，如 0.012 g，前两个 0 不是有效数字，0 起定位作用，因此 0.012 g 有效数字为 2 位；当"0"位于数字 1～9 之间，如 1.015 g，此时 0 是有效数字，有效数字为 4 位。当"0"位于数字 1～9 之后，如 1.100 g，此时的 0 也是有效数字，1.100 g 有效数字为 4 位。

（3）变换单位时，有效数字的位数必须保持不变。例如，0.012 g 可以写成 12 mg，有效位数还是 2 位不变。

（4）对于很小或很大的数字，可用指数形式表示。例如，0.012 g 可记录成 1.2×10^{-2} g。

（5）对于一些非测量值。比如测量次数、稀释倍数、化学计量关系等，这些数据并非由测量、检测所得到，可认为是无限位有效数字。运算过程中不能由它来确定计算结果的有效位数。

（二）有效数字的修约规则

在科研的过程中，取得的测量值一般需要通过计算、换算得到最终的分析结果。计算结果的有效数字位数需要受到各测量值（特别是误差最大测量值）有效数字位数的限制。因此，对有效数字位数较多的测量值，要将多余的数字进行修约舍弃，这个过程称为数字修约，基本原则如下：

1. 有效数字修约

采用"四舍六入五成双"的规则进行数字修约。规定当测量值的要修约的尾数≤4时,舍弃。≥6时,进位。等于5时,看5后面的数字,5后面的数字为"0"时,且不含其他任何数,看5前面的数字是奇数还是偶数,奇数进位,偶数舍弃;若5后面有任何不为0的数字,无论5前面是奇数还是偶数,均需进位。例如,将下列各数修约为4位有效数字:

18.234 2→18.23　17.036 2→17.04　18.015 0→18.02

18.025 00→18.02　18.025 20→18.03

从统计学的角度,"四舍六入五成双"比"四舍五入"要科学,在大量运算时,它使舍入后的结果误差的均值趋于零,而不是像"四舍五入"那样逢五就入,导致结果偏向大数,使得误差产生积累进而产生系统误差。"四舍六入五成双"将测量结果受到舍入误差的影响降到最低。

2. 禁止分次修约

修约数字时,只允许对原始数据进行一次修约至所需位数,不能分次修约,否则会得到错误的结果。例如,将10.334 9修约至4位有效数字,不能第一次修约成5位有效数字10.335,再修约成4位有效数字10.34,应第一次直接修约成10.33。

3. 标准偏差的修约

对标准偏差的修约,其结果应使准确度降低。通常取1～2位有效数字。有效数字只进不舍。

(三) 有效数字的运算规则

数据的运算过程与中小学的计算不同,并非根据公式将数据计算后最后再精确到某个位数,而是有其特殊的运算规则。

1. 加减法

几个数相加减时,其和或差的有效数字应以各数中小数点后位数最少的数字为准,即以误差最大者为准。

例如:$0.007\,32+24.33+2.050\,4=?$

以上3个数中小数点后位数最少的是24.33,其绝对误差最大,应以24.33为准,结果保留到小数点后2位。$0.007\,32+24.33+2.050\,4=26.39$。此结果中最大的可疑数字是百分位上的9,百分位后面的可疑数字没有保留的必要。

2. 乘除法

几个数相乘除时，所得的积或商的有效数字应以各数中有效数字位数最少者为准，即以相对误差最大者为准。将有效数字多的其他数字，修约至最少有效数字的那个数字相同，然后进行运算。最后结果中的有效数字位数与运算前储量中有效数字位数最少的一个相同。

例如：$0.007\,32 \times 24.33 \times 2.050\,4 = ?$

以上 3 个数字中有效位数最少的是 0.007 32 的 3 位有效数字，首先将 3 个数字都约成 3 位有效数字，7.32×10^{-3}、24.3、2.05，然后相乘，最后保留 3 位有效数字，即 $3.65\,10^{-2}$。

3. 安全数

在进行大量数据运算时，为防止误差积累，对所有参加运算的数据可先多保留 1 位有效数字（称为安全数），但运算的最后结果仍按上述原则取舍。

注意事项：经常有学生数据处理时，为了表格中数据的整齐，将同一类数据均统一保留到小数点后某一位，例如 0.713、1.414、1.874 三个数均保留到小数点后 3 位，但 0.713 只有 3 位有效数字，而后面两个数字是 4 位有效数字，造成有效数字不统一。数据应保持有效数字统一，而不是小数点后位数统一。

数据统计简介

青少年在科研设计过程中，有时会设计几组对象进行对比实验，例如不同炮制方法对某种中药含量的比较研究，不同年龄、性别运动后血压的变化研究等。做完实验，采集到数据后，到底如何去判断？不同炮制方法对这味中药的含量是不是有差异，是不是甲炮制方法最后测得的含量比乙炮制方法高，是不是的确甲方法更好？在阅读文献时，也会经常看到有显著性差异、没有显著性差异这几个字，这些都代表什么意思？这些问题都是通过统计学的方法来完成的，并非随意人为设定标准。

统计学是通过搜索、整理、分析数据等手段，以达到推断所测对象的本质，甚至预测对象未来的一门综合性科学。其中用到了大量的数学及其他学科的专业知识，它的使用范围几乎覆盖了社会科学和自然科学的各个领域。统计学是非常大的一门学科，以下介绍最基本、最常用的一些统计方法（具体方法可参见各类统计学图书）。

（一）总体均数的估计和假设检验

在科研数据分析中，常常要对两份试样、两组数据结果的平均值进行比较。由于在数据测量中不可避免地存在或多或少的误差，因此结果之间不一致是必然的。判断这种差异是系统误差还是偶然误差引起的，可应用统计学中的"显著性检验"。如果结果之间有"显著性差异"，即可认为它们之间存在系统误差，它们之间有差异；否则就认为只是由偶然误差引起的，属于正常差异。最常用的检验方法是 F 检验和 t 检验。

1. 统计学意义 P 值（P value）

P 值是指当原假设为真时所得到的样本观察结果或更极端结果出现的概率。如果 P 值很小，说明原假设情况的发生的概率很小，而如果出现了，根据小概率原理，我们就有理由拒绝原假设。P 值越小，我们拒绝原假设的理由越充分。

结果的统计学意义是结果真实程度（能够代表总体）的一种估计方法。专业上，P 值为结果可信程度的一个递减指标，P 值越大，我们越不能认为样本中变量的关联是总体中各变量关联的可靠指标。P 值是将观察结果认为有效的犯错概率。如 $P＝0.05$ 提示样本中变量关联有 5% 的可能是由于偶然性造成的。在许多研究领域，0.05 的 P 值通常被认为是可接受错误的边界水平。P 值的结果≤0.05 被认为是统计学意义的边界线，$0.05 \geqslant P > 0.01$ 被认为是具有统计学意义，而 $0.01 \geqslant P \geqslant 0.001$ 被认为具有高度统计学意义。

2. F 检验

F 检验又称为方差齐性检验。主要通过比较两组数据的方差 S^2，以确定它们的精密度是否有显著性差异。用于判断两组数据间存在的偶然误差是否有显著不同。在实际应用中，在两样本均数比较时，尤其是在两组样本含量悬殊时，对结果影响较大。

3. t 检验

t 检验过程，主要是对两样本均数差别的显著性进行检验。

t 检验有单样本 t 检验、配对 t 检验和两样本 t 检验。

（1）单样本 t 检验：是用样本均数代表的未知总体均数和已知总体均数进

行比较,来观察此组样本与总体的差异性。

进行 t 检验时,将所得数据计算求出 t 值,然后根据置信度和自由度由 t 值表查出相应的 ta,f 值,两者比较,如果计算的 t 值≥ta,f,则说明存在显著性差异。反之则不存在显著性差异。

(2) 配对 t 检验:是采用配对设计方法观察以下几种情形,即两个同质受试对象分别接受两种不同的处理,同一受试对象接受两种不同的处理,同一受试对象处理前后。

异源配对:两个同质受试对象分别接受两种不同的处理,如把同窝、同性别和体重相近的动物配成一对,或把同性别、年龄相近及病情相同的病人配成一对。

同源配对:同一受试对象或同一标本的两个部分,随机接受两种不同处理。

例如,某项研究评估咖啡因对运动者心肌血流影响。先后测定了 12 名男性志愿饮用咖啡前后运动状态下的心肌血流量,评估饮用咖啡前后运动者心肌血流量有无影响。诸如此类问题。

成组 t 检验,又称两独立样本 t 检验,适用于完全随机设计的两样本均数的比较。例如,观察不同喂药剂量动物生理指标差异的研究等。

(3) 采用 EXCEL 软件进行 t 检验(两组平均值的比较):数据统计常用的软件为 SPSS 等软件,青少年也可利用 EXCEL 进行简单的 t 检验(两组平均值的比较)。

检验步骤:在 EXCEL 表格中列出两组数据 A1～A6 及 B1～B6(可根据数据量继续添加);在“数据”选项卡中单击数据分析按钮,在弹出的对话框中选择 t 检验:平均值的成对二样本分析工具,单击确定按钮;在对话框中的变量 1 的区域文本框中输入“A1:A6”,在变量 2 的区域文本框中输入“B1:B6”,在假设平均差中输入“0”,在“a”文本框中输入“0.05”,在输出选项中单击输出区域,并在后面的文本框中选择先要输出的单元格后,单击确定即可完成检验。

(二) 方差分析

t 检验是两样本均数的检验,但在实际研究中经常需要多组均数的比较,如比较某种肿瘤大鼠接受不同实验处理后(对照组、服 A 药、服 B 药、服 C 药)的存活肿瘤细胞数是否有差异,如用 t 检验进行两两比较,需要多次,并增加差错率,因此,多个样本均数之间的比较采用方差分析。

方差分析的英文全称为 Analysis of Variance,缩写为 ANOVA。

有些研究中,研究者希望了解某种处理因素有无作用,但同时又存在其他因素对结果有影响,可采用随机区组设计的方法。

方差分析只能得到多组均数之间是否相同的结论,如果结论是多组均数不全相同的结论,还不能具体说明哪两个均数之间的差异是否有统计学意义。可以进行多个样本均数的两两比较,又称样本均数的多重比较。常用的方法为 $LSD-t$ 检验、SNK 检验和 $DUNNETT$ 检验。

(三) 直线相关和回归

在医学研究中,为了认识医学现象的本质要从不同的侧面进行观测,获得多个变量的研究结果,分析这些变量之间的关系,经常用到线性相关和回归。

1. 直线相关

直线相关又称简单相关,用于描述两个变量直线的线性关联程度。例如,身高与体重之间的关系、年龄与血压之间的关系、体温和脉搏之间的关系、糖尿病研究中胰岛素水平与血糖的关系。研究两变量间彼此的关系为相关分析。

两种事物或现象之间的相关关系基本上有 4 种情况:正相关、负相关、无关(零相关)和非线性相关。将两种变量分别作为 X 轴、Y 轴作 X、Y 散点图可直观看出。

(1) 正相关:一种现象的数值伴随另一现象的数值增加而递增。若 X、Y 成正比,称为完全正相关。

(2) 负相关:一种现象的数值伴随另一现象的数值增加而递减。若 X、Y 成反比,称为完全负相关。

(3) 无关(零相关):变量 X 无论增大或减小,变量 Y 不受影响。

(4) 非线性相关:变量 X 和 Y 的增减在坐标上的排列不呈直线分布,如弧形、抛物线型等。

2. 直线回归

在研究两变量之间的关系时,我们希望确定其中一个变量 Y 随另一变量 X 的线性变化规律,这种线性变化规律称为线性回归。一旦这种线性变化规律可以被定量描述,就可以由 X 定量预测 Y 的大小。

直线回归是分析两变量间线性依存变化的数量关系,从而预测或控制未知变量的统计方法。如在中医药实践工作站研究课题的中药有效成分含量的测定,通过检测已知不同浓度的有效成分标准品,找到其浓度与检测指标之间的关系,列出直线回归方程后,通过检测未知样品的检测指标,将检测指标代入直线回归方程,即可得到未知样品的浓度。

3. 相关和回归的区别

研究两变量间的相关关系用相关;研究两变量间一变量随另一变量变化的数量关系用回归。相关反映两变量的相互关系,是一种双向的关系。任何一个的变化会引起另一个的变化。回归反映两变量间数量上的依存关系,只是一种由自变量估计应变量的单向关系。

四 数据统计处理软件介绍

(一) SPSS 统计处理软件

"统计产品与服务解决方案"软件(statistical product and service solutions, SPSS),最初全称为"社会科学统计软件包"(solutions statistical package for the social sciences),但是随着 SPSS 产品服务领域的扩大和服务深度的增加, SPSS 公司已于 2000 年正式将英文全称更改为"统计产品与服务解决方案"。 SPSS 是 IBM 公司推出的一系列用于统计学分析运算、数据挖掘、预测分析和决策支持任务的软件产品及相关服务的总称,有 Windows 和 Mac OS X 等版本。

SPSS 是世界上最早的统计分析软件,由美国斯坦福大学的 3 位研究生于 1968 年研究开发成功,同时成立了 SPSS 公司,并于 1975 年成立法人组织,在芝加哥组建了 SPSS 总部。

SPSS 的基本功能包括数据管理、统计分析、图表分析、输出管理等。SPSS 统计分析过程包括描述性统计、均值比较、一般线性模型、相关分析、回归分析、对数线性模型、聚类分析、数据简化、生存分析、时间序列分析、多重响应等几大类,每类中又分好几个统计过程,如回归分析中又分线性回归分析、曲线估计、Logistic 回归、Probit 回归、加权估计、两阶段最小二乘法、非线性回归等多个统计过程,而且每个过程中又允许用户选择不同的方法及参数。SPSS 也有专门的绘图系统,可以根据数据绘制各种图形。

SPSS for Windows 的分析结果清晰、直观、易学易用,而且可以直接读取

EXCEL 及 DBF 数据文件,现已推广到各种操作系统的计算机上。

(二) SAS 统计软件

统计分析系统(statistical analysis system,SAS)最初由美国北卡罗来纳州立大学两名研究生开始研制,1976 年创立 SAS 公司。SAS 系统具有十分完备的数据访问、数据管理、数据分析功能。在国际上,SAS 被誉为数据统计分析的标准软件。SAS 系统是一个模块组合式结构的软件系统,共有 30 多个功能模块。SAS 是用汇编语言编写而成的,通常使用 SAS 需要编写程序,比较适合统计专业人员使用。

SAS 提供了从基本统计数的计算到各种试验设计的方差分析,相关回归分析以及多变数分析的多种统计分析过程,几乎囊括了所有最新分析方法,其分析技术先进、可靠。分析方法的实现通过过程调用完成。许多过程同时提供了多种算法和选项。例如,方差分析中的多重比较,提供了包括 LSD、DUNCAN、TUKEY 测验在内的 10 余种方法;回归分析提供了 9 种自变量选择的方法(如 STEPWISE、BACKWARD、FORWARD、RSQUARE 等)。

(三) Stata 统计软件

Stata 统计软件由美国计算机资源中心(Computer Resource Center)于 1985 年研制。特点是采用命令操作,程序容量较小,统计分析方法较齐全,计算结果的输出形式简洁,绘制的图形精美。

(四) EPINFO 软件

流行病学统计程序(statistics program for epidemiology,EPINFO)由美国疾病预防与控制中心(Centers for Disease Control and Prevention,CDC)和世界卫生组织(World Health Organization,WHO)共同研制,为完全免费的软件。特点是数据录入非常直观,操作方便,并有一定的统计功能,但方法比较简单,主要应用于流行病学领域中的数据录入和管理工作。

(五) 其他统计软件

其他还有 Minitab、Statistica、SPLM、CHISS、SASD、PEMS、EXCEL 电子表格与统计功能等统计软件。

第五节　文献检索

在整个科学研究过程中，文献的查阅起了非常重要的作用。研究过程中，项目的国内外研究现状、研究方案及技术路线的确立需要查阅大量的文献，在研究的实施的过程及研究资料的整理分析阶段也均需查阅大量文献。文献的查阅、检索贯穿着课题研究的整个过程。研究者需正确掌握查阅文献的方法。

 文献的概念和等级

（一）文献的概念

文献是记录知识的一切载体，它将知识、信息用文字、符号、图像、音频等记录在一定的物质载体上。在文献检索中，文献一般是指科技文献的简称，是指通过各种手段（文字、图形、公式、代码、声频、视频、电子等）记录下科学技术信息或知识的载体。

文献具有 3 个基本属性，即知识性、记录性和物质性。它具有存贮知识、传递和交流信息的功能。

（二）文献的等级

依据文献传递知识、信息的质和量的不同以及加工层次的不同，人们将文献分为 4 个等级，分别称为零次文献、一次文献、二次文献和三次文献。

1. 零次文献

零次文献是一种特殊形式的情报信息源，主要包括两个方面的内容：一是在一次文献形成之前的知识信息，这些信息未经记录、未形成文字材料，直接作用于人的感觉器官，属于非文献型的情报信息；二是未公开、未经正式发表的原始文献，或未正式出版的各种书刊资料，如书信、手稿、记录、笔记，以及一些内部使用的、无法通过公开正式订购途径获得的书刊资料。

零次文献通常通过口头交谈、参观展览、参加报告会等途径获取。它不仅在内容上具有一定价值，而且能够弥补一般公开文献从信息的客观形成到公开传播所需时间较长的不足。

零次文献具有客观性、零散性和不成熟性的特点。

2. 一次文献

一次文献，也常被称为原始文献，是基于人们在生产、科研、社会活动等领域的实践经验所创造出来的。这类文献记录的知识、信息通常比较新颖、具体和详尽。一次文献在所有文献类型中占据着数量最大、种类最多、包含新鲜内容最丰富、使用最广泛、影响力最大，包括期刊论文、专利文献、科技报告、会议记录、学位论文等。这些文献具有创新性、实用性和学术性等显著特点。

一次文献具有独创性、内容具体和详尽，但同时也存在着数量庞大、检索和查找较为困难的问题。

3. 二次文献

二次文献，也被称为二级文献，它对大量的一次文献进行整理、浓缩和提炼，按照一定的逻辑顺序和科学体系进行编排和存储，使之成为系统化的信息资源，便于检索和利用。二次文献的主要类型包括目录、索引等，如《中文科技资料目录》《中国科技期刊数据库》等。二次文献具有显著的汇集性、系统性和可检索性。它并不直接汇集一次文献本身，而是汇集了某个特定领域或范围内一次文献的线索或信息。其重要性体现在能够显著减少用户查找一次文献所需的时间，提高了检索效率。

4. 三次文献

三次文献，也称为三级文献，是在广泛搜集和分析大量相关文献的基础上，通过综合、分析、研究编写而成的。这类文献通常聚焦于特定主题，利用二次文献检索工具搜集大量相关资料，并对这些资料进行深入的整理和加工。属于三次文献的类型包括综述、专题述评、学科年度总结、进展报告、数据手册、辞典、电子百科等。这些文献对现有的研究成果进行评论、综述，并预测其发展趋势，具有较高的实用价值和参考性。

主要文献信息源及其特点

（一）科技图书

图书是指内容比较成熟、资料比较系统、有完整定型装帧形式的出版物。科技图书是一种重要的科技文献源，它大多是对已发表的科技成果、生产技术知识和经验的概括论述。

科技图书的范围较广，主要包括：学术专著、参考工具书（指对某个专业范围作广泛系统研究的手册、年鉴、百科全书、辞典、字典等）、教科书等。对要较全面、系统地获取某一专题的知识，参阅图书是行之有效的方法。

（二）科技期刊

期刊（periodical）也称杂志（journal or magazine）是指那些定期或不定期出版、汇集了多位著者论文的连续出版物。

科技期刊在科技情报来源方面占有重要地位，占整个科技信息来源的65％～70％。它与专利文献、科技图书三者被视为科技文献的三大支柱，也是文献检索查新工作利用率最高的文献源。

科技期刊的特点是：每种期刊都有固定的名称和版式，有连续的出版序号，有专门的编辑机构编辑出版，与图书相比，它的出版周期短，刊载速度快，数量大，内容较新颖、丰富。

（三）专利文献

专利文献通常是指发明人或专利权人申请专利时向专利局所呈交的一份详细说明发明的目的、构成及效果的书面技术文件，经专利局审查，公开出版或授权后的文献。广义的专利文献还包括专利公报（摘要）及专利的各种检索工具。

专利文献的特点是：数量庞大、报道快、学科领域广阔、内容新颖、具有实用性和可靠性。

(四) 科技报告

科技报告(scientific and technical report),又称研究报告和技术报告,是科学技术工作者围绕某个课题研究所取得的成果的正式报告,或对某个课题研究过程中各阶段进展情况的实际记录。科技报告自 20 世纪 20 年代产生以来,发展迅速,已成为继期刊之后的第二大报道科技最新成果的文献类型。从报道的内容看,科技报告大多都涉及高、精、尖科学研究和技术设计及其阶段进展情况,客观地反映科研过程中的经验和教训。

科技报告的特点是:单独成册,所报道成果一般必须经过主管部门组织有关单位审定鉴定,其内容专深、可靠、详尽,而且不受篇幅限制,可操作性强,报告迅速。有些报告因涉及尖端技术或国防问题等,所以一般控制发行。

(五) 学位论文

学位论文是高等院校和科研院所的本科生、研究生获得学位资格(博士、硕士和学士)而撰写的学术性较强的研究论文,是在学习和研究中参考大量文献、进行科学研究的基础上完成的。

学位论文的特点是:理论性、系统性较强,内容专一,阐述详细,具有一定的独创性,是一种重要的文献信息源。

(六) 会议文献

会议文献的主要特点是:传播信息及时、论题集中、内容新颖、专业性强、质量较高,往往代表某一学科或专业领域内最新学术研究成果,基本上反映了该学科或专业的学术水平、研究动态和发展趋势。

(七) 政府出版物

政府出版物是指各国政府部门及其设立的专门机构发表、出版的文件,可分为行政性文件(如法令、方针政策、统计资料等)和科技文献(包括政府所属各部门的科技研究报告、科技成果公布、科普资料及技术政策文件等),其中科技文献占 30%～40%。政府出版物的特点是:内容可靠,与其他信息源有一定重复。借助于政府出版物,可以了解某一国家的科技政策、经济政策等,而且对于了解其科技活动、科技成果等,有一定的参考作用。

(八) 标准文献

标准文献是技术标准、技术规格和技术规则等文献的总称。它们是记录人们在从事科学试验、工程设计、生产建设、商品流通、技术转让和组织管理时共同遵守的技术文件。其主要特点是：能较全面地反映标准制定国的经济和技术政策，技术、生产及工艺水平，自然条件及资源情况等；能够提供许多其他文献不可能包含的特殊技术信息。标准文献是准确了解该国社会经济领域各方面技术信息的重要参考文献。

检索国内标准的检索工具主要有《中国标准化年鉴》《中国国家标准汇编》《国家标准和部标准目录》《中国国家标准文献数据库》等；检索国外标准文献的检索工具主要有《国际标准文献数据库》（中国标准情报中心编）、《ISO 国际标准目录》、《美国国家标准目录》、《英国标准年鉴》等中译本资料及各国标准的原版目录。

 文献检索方法 ··

查找文献的方法有如下 3 种。

(一) 直接法

直接利用检索工具（系统）检索文献信息的方法，这是文献检索中最常用的一种方法。它又分为顺查法、倒查法和抽查法。

1. 顺查法

按照时间的顺序，由远及近地利用检索系统进行文献信息检索的方法。这种方法能收集到某一课题的系统文献，它适用于较大课题的文献检索。例如，已知某课题的起始年代，现在需要了解其发展的全过程，就可以用顺查法从最初的年代开始，逐渐向近期查找。

2. 倒查法

倒查法是由近及远，从新到旧，逆着时间的顺序利用检索工具进行文献检索的方法。此法的重点是放在近期文献上。使用这种方法可以最快地获得最新资料。

3. 抽查法

抽查法是指针对项目的特点，选择有关该项目的文献信息最可能出现或最多出现的时间段，利用检索工具进行重点检索的方法。

(二) 追溯法

不利用一般的检索工具，而是利用已经掌握的文献末尾所列的参考文献，进行逐一地追溯查找"引文"的一种最简便的扩大信息来源的方法。它还可以从查到的"引文"中再追溯查找"引文"，像滚雪球一样，依据文献间的引用关系，获得越来越多的相关文献。

(三) 综合法

综合法又称为循环法，它是把上述两种方法加以综合运用的方法。综合法既要利用检索工具进行常规检索，又要利用文献后所附参考文献进行追溯检索，分期分段地交替使用这两种方法。即先利用检索工具（系统）查到一批文献，再以这些文献末尾的参考目录为线索进行查找，如此循环进行，直到满足要求时为止。综合法兼有直接法和追溯法的优点，可以查得较为全面而准确的文献，是实际中采用较多的方法。对于查新工作中的文献检索，可以根据查新项目的性质和检索要求将上述检索方法融汇在一起，灵活处理。

四 文献检索途径

检索工具有多种索引，可以提供多种检索途径。一般来讲，检索途径可以分为以下 4 种：分类途径、主题途径、著者途径和其他途径。

(一) 分类途径

分类途径是指按照文献资料所属学科（专业）类别进行检索的途径，它所依据的是检索工具中的分类索引。分类途径检索文献的关键在于正确理解检索工具的分类表，将待查项目划分到相应的类目中去。一些检索工具如《中文科技资料目录》是按分类编排的，可以按照分类进行查找。

（二）主题途径

主题途径是指通过文献资料的内容主题进行检索的途径，它依据的是各种主题索引或关键词索引，检索者只要根据项目确定检索词（主题词或关键词），便可以实施检索。主题途径检索文献关键在于分析项目、提炼主题概念，运用词语来表达主题概念，是一种主要的检索途径。

（三）著者途径

著者途径是指根据已知文献著者来查找文献的途径，它依据的是著者索引，包括个人著者索引和机关团体索引。

（四）其他途径

其他途径包括利用检索工具的各种专用索引来检索的途径。专用索引的种类很多，常见的有各种号码索引（如专利号、入藏号、报告号等），专用符号代码索引（如元素符号、分子式、结构式等），专用名词术语索引（如地名、机构名、商品名、生物属名等）。

 五 **文献检索程序**

文献检索工作是一项实践性和经验性很强的工作，对于不同的项目，可能采取不同的检索方法和程序。检索程序与检索的具体要求有密切关系，大致可分为以下几个步骤。

（一）分析待查项目，明确主题概念

首先应分析待查项目的内容实质、所涉及的学科范围及其相互关系，明确要查证的文献内容、性质等，根据要查证的要点抽提出主题概念，明确哪些是主要概念，哪些是次要概念，并初步定出逻辑组配。

（二）选择检索工具，确定检索策略

选择恰当的检索工具，是成功实施检索的关键。选择检索工具一定要根据待查项目的内容、性质来确定，注意学科专业范围、所包括的语种及其所收录的

文献类型等;在选择中,要以专业性检索工具为主,再通过综合型检索工具相配合。如果一种检索工具同时具有机读数据库和刊物两种形式,应以检索数据库为主,这样不仅可以提高检索效率,而且还能提高查准率和查全率。为了避免检索工具在编辑出版过程中的滞后性,还应在必要时补充查找若干主要相关期刊的现刊,以防止漏检。

(三) 确定检索途径和检索标识

一般的检索工具都根据文献的内容特征和外部特征提供多种检索途径,除主要利用主题途径外,还应充分利用分类途径、著者途径等多方位进行补充检索,以避免单一种途径不足所造成的漏检。

(四) 查找文献线索,索取原文

应用检索工具实施检索后,获得的检索结果即为文献线索,对文献线索进行整理,分析其相关程度,根据需要,可利用文献线索中提供的文献出处,索取原文。

 基本检索方法

(一) 布尔检索

利用布尔逻辑算符(与或非)进行检索词或代码的逻辑组配,是现代信息检索系统中最常用的一种方法。常用的布尔逻辑算符有 3 种,分别是逻辑或"or"、逻辑与"and"、逻辑非"not"。用这些逻辑算符将检索词组配构成检索提问式,计算机将根据提问式与系统中的记录进行匹配,当两者相符时则命中,并自动输出该文献记录。

下面以"黄芪"和"当归"两个词来解释 3 种逻辑算符的含义。

(1)"黄芪"and"当归":表示查找文献内容中既含有"黄芪"又含有"当归"词的文献。

(2)"黄芪"or"当归":表示查找文献内容中含有"黄芪"或含有"当归"的文献。

(3)"黄芪"not"当归":表示查找文献内容中含有"黄芪"而不含有"当归"

的那部分文献。

检索中逻辑算符使用是最频繁的,对逻辑算符使用的技巧决定检索结果的满意程度。用布尔逻辑表达检索要求,除要掌握检索课题的相关因素外,还应在布尔算符对检索结果的影响方面引起注意。另外,对同一个布尔逻辑提问式来说,不同的运算次序会有不同的检索结果。

(二) 截词检索

截词检索就是用截断的词的一个局部进行的检索,并认为凡满足这个词局部中的所有字符(串)的文献,都为命中的文献。按截断的位置来分,截词可有后截断、前截断、中截断 3 种类型。

不同的系统所用的截词符也不同,常用的有"?""＄""＊"等。分为有限截词(即一个截词符只代表一个字符)和无限截词(一个截词符可代表多个字符)。下面以无限截词举例说明:

(1) 后截断,前方一致:如"comput?",表示 computer、computers、computing 等。

(2) 前截断,后方一致:如"?computer",表示 minicomputer、microcomputers 等。

(3) 中截断,中间一致:如"?comput?",表示 minicomputer、microcomputers 等。

截词检索也是一种常用的检索技术,是防止漏检的有效工具,尤其在西文检索中,更是广泛应用。截断技术可以作为扩大检索范围的手段,具有方便用户、增强检索效果的特点。

(三) 原文检索

"原文"是指数据库中的原始记录,原文检索即以原始记录中的检索词与检索词间特定位置关系为对象的运算。原文检索可以说是一种不依赖叙词表而直接使用自由词的检索方法。原文检索的运算方式,不同的检索系统有不同的规定,其差别是:规定的运算符不同,运算符的职能和使用范围不同。原文检索的运算符可以通称为位置运算符。

(1) 记录级检索:要求检索词出现在同一记录中。

(2) 字段级检索:要求检索词出现在同一字段中。

(3) 子字段或自然句级检索:要求检索词出现在同一子字段或同一自然句中。

(4) 词位置检索:要求检索词之间的相互位置满足某些条件。

原文检索可以弥补布尔逻辑检索、截词方法检索的一些不足。运用原文检索方法，可以增强选词的灵活性，部分解决布尔检索不能解决的问题，从而提高文献检索的水平和筛选能力。但是，原文检索的能力是有限的。从逻辑形式上看，它仅是更高级的布尔系统，因此存在着布尔逻辑本身的缺陷。

(四) 加权检索和聚类检索

1. 加权检索

加权检索是某些检索系统中提供的一种定量检索技术。加权检索同布尔检索、截词检索等一样，也是文献检索的一个基本检索手段，加权检索的侧重点不在于判定检索词或字符串是不是在数据库中存在、与别的检索词或字符串是什么关系，而在于判定检索词或字符串在满足检索逻辑后对文献命中与否的影响程度。加权检索的基本方法是：在每个提问词后面给定一个数值表示其重要程度，这个数值称为权，在检索时，先查找这些检索词在数据库记录中是否存在，然后计算存在的检索词的权值总和。权值之和达到或超过预先给定的阈值，该记录即为命中记录。

运用加权检索可以命中核心概念文献，因此它是一种缩小检索范围、提高检准率的有效方法。但并不是所有系统都能提供加权检索这种检索技术，而能提供加权检索的系统，对权的定义、加权方式、权值计算和检索结果的判定等方面的标准不同。

2. 聚类检索

聚类检索是在对文献进行自动标引的基础上，构造文献的形式化表示——文献向量，然后通过一定的聚类方法，计算出文献与文献之间的相似度，并把相似度较高的文献集中在一起，形成一个个文献类的检索技术。根据不同的聚类水平的要求，可以形成不同聚类层次的类目体系。在这样的类目体系中，主题相近、内容相关的文献便聚在一起，而相异的则被区分开来。

聚类检索的出现，为文献检索尤其是计算机化的信息检索开辟了一个新的天地。文献自动聚类检索系统能够兼有主题检索系统和分类检索系统的优点，同时具备族性检索和特性检索的功能。因此，这种检索方式在信息检索中大有用武之地。

（五）扩检与缩检

1. 扩检

扩检是指初始设定的检索范围太小，命中文献不多，需要扩大检索范围的方法。扩检的方法主要可以有以下几种：概念的扩大，范围的扩大，增加同义词，年代的扩大。

2. 缩检

缩检是指开始的检索范围太大，命中文献太多，或查准率太低，需要增加查准率的一个方法。缩检与扩检相反，即概念的缩小、范围的限定、年代的减少等。

扩检与缩检是检索过程中经常面临的问题。在联机检索时，由于机时的限制，用户应该在上机前就拟定好扩检与缩检的策略，即在拟定检索策略时，应该同时考虑如命中文献太少或太多时如何处理的办法。否则，会大大增加机时，而且不易得到满意的结果。

（六）查阅文献的运筹法

由于科学技术的进步，科技信息增长迅猛，在这"知识爆炸"的时代里查阅文献资料必须注意运筹法，以节省时间和精力，提高查阅文献的效率。查阅文献一般应做到"四先四后"，即先近后远，先内后外，先专业后广泛，先综述后单篇。

1. 先近后远

即查阅文献时要先查阅最近代的文献资料，然后追溯到既往的文献资料。这样一方面可以迅速了解当代的水平和最先进的理论观点及方法手段，另一方面近代文献资料常附有既往的文献目录，可以选择和扩大文献线索。

2. 先内后外

即先查阅国内的文献资料，然后再查阅国外的文献资料。国内的文献一是易懂易找，查阅速度快，而且也应该先搞清国内情况；二是国内文献本身也引证了大量的国外资料目录，为进一步查找文献提供线索。

3. 先专业后广泛

即先查阅本专业或与本专业密切相关的资料，后查阅其他综合性刊物和其他边缘学科的刊物。因为，对专业资料较熟悉，能迅速收集所需资料。有了这些资料,对有关边缘资料的内容也就明了。同时,专业资料也很可能引证其他有关科学杂志的文献。

4. 先综述后单篇

即先查阅与题目有关的综述性的文献,再查阅单篇文献。综述性的文章往往对本题的历史现状及存在的争议和展望都会有较全面的综合性论述,可较快地了解概况,对所研究的问题可较快地得到比较全面而深刻的认识。加之综述后多列有文献目录,是扩大文献资料来源的捷径。

总之,在浩如烟海的文献资料里,只有善于运筹,才能有条不紊地把所需的文献整理出来,提高效率,迅速而又准确地找到所需文献。

 七 国内外文献数据库介绍

通过计算机检索文献速度快、途径多、资源丰富、便于储存,是文献检索的主要方式。以下介绍国内外的主要数据库。

(一) 国内数据库

1. 维普中文科技期刊数据库(http://www.cqvip.com)

该数据库包含社会科学、自然科学、工程技术、农业科学、医药卫生、经济管理、教育科学、图书专辑 8 个专辑。数据按《中国图书馆分类法》分类。

2. 中国知网数据库(http://www.cnki.net)

主要文献数据库:中国学术期刊网络出版总库、中国期刊全文数据库、中国博士学位论文全文数据库、中国优秀硕士论文全文数据库、中国重要会议论文全文数据库、中国重要报纸全文数据库、中国图书全文数据库、中国年鉴全文数据库、中国工具书网络出版总库及中国引文数据库。

3. 万方数据知识服务平台(http://www.wanfangdata.com.cn)

该平台以核心期刊收录为主,辅以大学学报。独家收录中华医学会、中国医师协会等权威机构主办的 220 余种中外文医学期刊。

4. 中国中医药数据库检索系统(http://www.cintcm.com)

此为国内外贮藏量最大、内容最全面的中医药学文献数据库。

5. 中国专利数据库(http://www.patent.com.cn)

该数据库包含自 1985 年实施专利制度以来的全部发明专利和实用新型

专利。

6. 中国科学引文数据库(http://www.sciencechina.cn)

该数据库收录我国各领域出版的中英文科技核心期刊和优秀期刊。

7. 中文社会科学引文索引(http://cssci.nju.edu.cn)

由南京大学中国社会科学研究评价中心开发,用于检索中文人文社会科学领域的论文收录情况。

(二) 国外数据库

1. Pub Med/MEDLINE 检索系统(http://www.nim.nih.gov)

该系统是目前全世界最具权威性的医学文献数据库检索系统。

2. OVID 数据库检索平台(http://www.ovid.com)

该平台在国内外广泛应用。

八 学术论文参考文献著录

在各类报告或者论文对参考文献进行引用时,需对参考文献进行著录,著录格式如下:

专著:[序号]作者. 书名[M]. 版本(第 1 版不著录). 出版地:出版者,出版年. 起止页码.

期刊:[序号]作者. 题名[J]. 刊名,年,卷(期):起止页码.

会议论文集(或汇编):[序号]作者. 题名[A]. 编者. 论文集名[C]. 出版地:出版者,出版年. 起止页码.

学位论文:[序号]作者. 题名[D]. 学位授予地址:学位授予单位,年份.

专利:[序号]专利申请者. 专利题名[P]. 专利国别(或地区):专利号,出版日期.

科技报告:[序号]著者. 报告题名[R]. 编号,出版地:出版者,出版年. 起止页码.

标准文献:[序号]标准编号,标准名称[S]. 颁布日期.

报纸文章:[序号]作者. 题名[N]. 报纸名,年-月-日(版次).

电子文献:[序号]主要责任者. 电子文献题名[电子文献及载体类型标识]. 电子文献的出处或可获得地址,发表或更新日期/引用日期(任选).

各种未定义类型的文献:[序号]主要责任者. 文献题名[Z]. 出版地:出版者,出版年.

参考文献所引用的文献必须是在期刊、论文集、专著、标准文献等正式发表的论文。必须按正文中出现顺序写出所有的参考文献。作者超过 3 个时,用"等"表示。标点符号用英文半角符号。

第六节　科研论文写作简介

在完成科学研究后,可以将研究内容归纳总结,形成研究型学术论文。论文可向期刊、杂志投稿发表。学术论文的结构框架由题目、摘要、关键词、引言、方法、结果与讨论、参考文献组成。

(一) 题目

即论文的题目,一般不超过 20 个字。

(二) 摘要

介绍文章的要点,概括地陈述论文的研究目的、方法、结果、结论。一般300 字左右。论文摘要部分一般还需提供英文版。

目的:写明文章的目的或文章主要解决的问题。

方法:写明研究的过程及采用的方法。

结果:实验、理论、计算研究的结果。

结论:在结果讨论基础上,对研究中的方法、应用前景进行客观评价,指出本项研究的创新点。

(三) 关键词

关键词一般 3～8 个,方便他人通过关键词搜索到这篇文章。

(四) 引言

引言是论文的开场白,介绍论文的背景和意义。引言一般包括四部分:一是介绍研究背景,二是综述国内外研究现状,三是介绍论文切入点,四是本文的创新点。

(五) 方法

方法是介绍研究的类型和实验设计、操作步骤、数据收集和分析的方法。清晰完整地提供研究所采取的方法包括实验材料、仪器等信息。保证实验具有可重复性及真实性,方便他人参照本实验条件及信息开展类似研究。

(六) 结果

描述从数据收集和分析中总结的信息,并对该信息进行解释。研究结果一般使用图表的方式。

注:在科技论文中用来表述数据的表格采用三线表。三线指表头顶线、表头底线、数据表底线。三线表通常只有 3 条横线,即顶线、底线和栏目线,没有竖线,顶线和底线为粗线,栏目线为细线。三线表在必要时可添加辅助线(辅助线仍为横线)。

(七) 讨论

讨论是指对实验结果进行整合并解释,以研究为依据,提出研究的结果和其揭示的原理、规律。讨论实验中的限制和不足、未来的研究方向,并对论文进行总结性结论收尾。

上海中医药大学中医药实践工作站研究课题项目

上海中医药大学中医药实践工作站(以下简称中医药实践工作站)以"中医本色,创新并重"为核心理念,在青少年中医药实践工作中将中医药人文素养提升与中医药专业技术实践相结合,普及中医药传统文化,提升青少年实验基本技能、综合实践能力及创新设计能力。

工作站以青少年科学创新实践能力培养为核心,遴选和设计了一批适合青少年教育的思路新颖、目标明确、研究方案及技术路线可行、实施条件可靠、具有创新性和探索性的课题,让进站的学生分别进入课题组进行训练,从而培养青少年对中医药的兴趣,加大对青少年科学创新课题的指导和帮助。

第一节 中医药实践工作站课题

课题一 中学生体质测试及舌面脉诊特征研究

【课题简介】

中医四诊是诊断疾病的重要基本方法,舌诊、面诊、脉诊等信息能够反映机体内部的病理生理变化,是判断疾病性质和病情轻重的关键途径之一。本课题首先对中医的望、闻、问、切四诊知识进行讲解,使学生了解中医诊断的传统规范化操作。同时,结合使用"云智诊"小程序进行中学生的体质测试,根据程序测试得到的舌象、面色等客观数据,综合分析学生不同体质的舌、面诊特征,帮助学生了解自己的体质状态,并了解中医诊断的现代化研究方法。

【研究对象】

参加中医药实践工作站的上海高中生。

纳入标准:①饮食、运动习惯相对稳定,没有大的起伏;②在调查前2周内未生重大疾病;③无严重的心肺疾病,能耐受一定强度的功能锻炼;④愿意加入研究小组,并全程参与实验活动。

【研究内容】

1. 数据调查与测量

根据"中医体质调查问卷表"和"中医舌面判断量表"进行体质和舌面状况的调查问卷。同时,利用中医舌面诊断仪和云中医智能健康管理系统对舌部和面部数据进行客观测量,以综合判断舌面部的特征(图4-1~图4-3)。

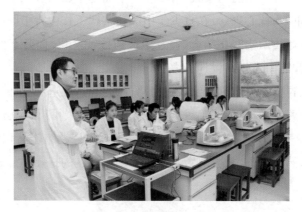

图4-1 中医脉诊介绍

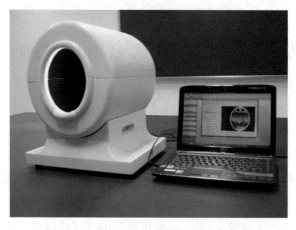

图4-2 DFK-Ⅱ中医面诊检测分析系统

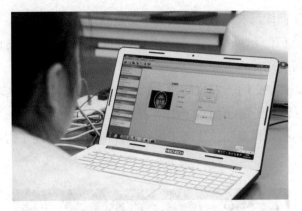

图 4-3 面诊数据分析

2. 不同体质人群舌面型特征分析

通过统计分析，探索不同体质高中生的舌面型特征，期望在中医保健养生和临床实践方面进一步发展中医舌面诊的诊疗技术和体系。

3. 数据统计

使用 Excel 函数系统对收集到的数据进行统计学分析，探讨运动对体质、舌面脉特征的影响。

课题二 不同灸法的温度曲线测量实验研究

【课题简介】

艾灸是一种通过艾热刺激体表穴位或特定部位来预防和治疗疾病的传统方法。本项目通过测量不同灸法的温度曲线来进行经络研究，由浅入深、由宏观到微观、由抽象到具体，旨在引导青少年使用现代科技手段来解释中医现象，并激发他们对中医的兴趣。

【实验仪器与材料】

（1）实验仪器：Powerlab 多道生理记录仪、温度探头、电脑。

（2）实验材料：小木块 2 块、天平 1 个、艾绒 1 罐、附子饼（需现场制作）及其制作工具和材料、生姜 1 盘（未切）、大头蒜 1 个、200 g 盐 1 包、艾灸架 3 个、艾条若干、打火机若干、灭艾罐 2 个、灭艾器 2 个、线香若干。

【研究内容】

比较不同灸法引起的温度升高的潜伏期、温度上升速度及最高燃烧温度的差异,通过温度曲线反映不同灸法刺激量的差异。

1) 在天平上准确称取1.5 g艾绒6份,捏成高3 cm为松、高1.5 cm为紧的艾炷,大小保持一致。

2) 另用3 g艾绒1份,捏成高约3 cm,底面积与前者相同的艾炷。

3) 现场制作附子饼(附子∶肉桂∶蜂蜜=5∶1∶3)(图4-4),将药材打成粉末后加入蜂蜜,用模具制作成附子饼;同时,现场切好与附子饼厚度一致的姜片和大蒜片。

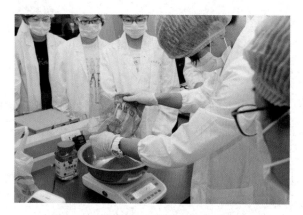

图4-4 用附子、肉桂、蜂蜜制作附子饼

4) 打开电脑和生理记录仪,设置通道1,走纸速度为2;将温度探头置于木块上,探头顶端位于附子饼/生姜等的中心点。

5) 观察单炷(1.5 g艾炷)隔附子饼灸、隔姜灸、隔蒜灸、隔盐灸,以及艾条悬灸外关穴的温度曲线。

观察时间:隔物灸至恢复至室温;艾条(外关穴)悬灸若干分钟后结束艾灸,观察至恢复起始温度。

6) 观察不同松紧度(1.5 g、3 g、3 cm高的艾炷)隔附子饼灸的温度曲线。描述各温度曲线,记录引起温度升高的潜伏期、温度上升速度及最高燃烧温度。

课题三　中药丸剂的制备研究及质量控制

【课题简介】

中药丸剂是中药剂型的一种,本课题旨在通过塑制法制备中药丸剂,使学生在制作过程中观察各类因素对成丸的影响，并进行质量评价。通过本课题，学生将掌握中药的提取、浓缩和制剂等基本实验知识，同时训练和提高学生的科学思维和创新意识，培养其独立开展类似研究的能力。

【实验仪器与材料】

（1）实验仪器：电热恒温水浴锅、电热鼓风干燥箱、分析天平、三用紫外分析仪、B-150型高速多功能粉碎机、搓丸板、展开缸。

（2）实验材料：理中丸细粉、炼蜜、乙酸乙酯、甲醇、石油醚（60～90℃）、磷钼酸、硅藻土等。

【研究内容】

1. 塑制法制理中丸

制法：将党参、土白术、炙甘草、炮姜四味药材粉碎成细粉（图4-5），过筛后混匀。每100g粉末加入炼蜜110～120g，制成大蜜丸。

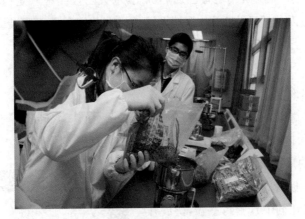

图4-5 理中丸药材打成粉末

（1）物料的准备：理中丸处方药材粉末过筛；黏合剂为炼蜜、糊、蜂蜡。

（2）制丸块（图4-6A）：取混合均匀的药物细粉，加入适量黏合剂（蜂蜜、糊、蜂蜡），充分混匀，制成湿度适宜、软硬适度的可塑性软材，即丸块，中药行业中习称"合坨（合药）"。

（3）制丸条（图4-6B）：利用制条标尺和制条板，将丸块置于搓丸板的制条面上，来回往返揉搓至丸条粗细均匀，直径约20mm。

（4）分粒（图4-6C）：①将搓好的丸条横放在搓丸板底板中间偏后的位置，使药条与丸道垂直；②双手分别拿在上复压板两端，将上复压板在底板1/2处对准沟槽,边轻往下按边慢向前推,即可制成药丸。

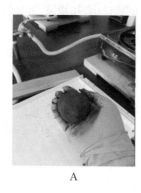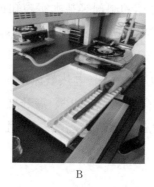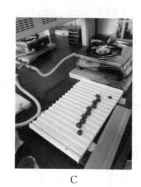

A   B   C

图4-6 塑制法制丸过程

A.制丸块;B.制丸条;C.分粒。

(5)干燥:蜜丸因所用之蜜已加热炼制,水分已控制在一定范围之内,一般成丸后可在室内放置适宜时间,保持丸药的滋润状态后即可包装。

2. 薄层色谱法鉴别理中丸成分

(1)加热回流:采用乙醇加热回流法提取理中丸及白术中的化学成分,获得理中丸提取液及白术提取液。

(2)点样:将理中丸提取液及白术提取液点于同一块硅胶G板。

(3)展开:以石油醚-乙酸乙酯(50∶1)作为展开剂,将点好样品的薄层板放入展开室的展开剂中,浸入展开剂的深度为距薄层板底边 0.5～1.0 cm(切勿将样点浸入展开剂中),密封室盖,待展开至规定距离(一般为 10～15 cm),取出薄层板,晾干。按各品种项下的规定检测。

(4)显色:喷雾显色,将显色剂溶液均匀喷洒在纸和薄层上。

(5)测量计算比移值(Rf 值):在一定的色谱条件下,特定化合物的 Rf 值是一个常数,因此可以根据化合物的 Rf 值鉴定化合物(图4-7)(Rf 值计算见薄层色谱法)。

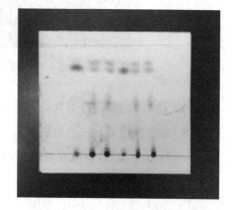

图4-7 理中丸中白术薄层色谱图

以石油醚-乙酸乙酯(50∶1)为展开剂,香草醛硫酸显色。

课题四 中药中有效成分的含量测定研究

【课题简介】

中药质量标准是中医药现代化过程中的关键环节。加强质量标准研究,建立既体现中医药理论内涵,又突出中药有效成分群整体性的质量标准体系,是确保中药疗效和安全性的关键。本课题计划建立几种中药复方制剂的质量标准,旨在为学生提供一个既创新又科学的中药研究案例。在本课题的实施过程中,将考察不同色谱条件下出峰时间及峰型的变化,这有助于学生掌握中药质量分析中供试品处理的基本方法。

【实验仪器与材料】

(1) 实验仪器:安捷伦高效液相色谱仪1200、C18反向键合相色谱柱。

(2) 实验材料:复方丹参滴丸、甲醇(色谱纯)。

【研究内容】

1. 复方丹参滴丸中丹参素钠含量的测定

(1) 色谱条件:C18反向键合相色谱柱(250 mm×4.6 mm,5 μm):流动相为甲醇:0.5%醋酸溶液,梯度洗脱;流速1.0 mL/min;柱温25℃;检测波长280 nm;进样量10 μL。

(2) 样品溶液的配置:取复方丹参滴丸各10丸,精密称定,至10 mL容量瓶中,加水适量,超声处理(120 W,频率40 kHz)15 min使溶解,放冷,加水至刻度,摇匀,滤过,取续滤液,即得。

(3) 进样分析:将丹参素钠对照品溶液进样10 μL,记录保留时间和峰面积;将样品溶液进样10 μL,平行测定2次,记丹参素钠的保留时间和峰面积。

以十八烷基硅烷键合硅胶为填充剂;以甲醇-水(25:75)为流动相;检测波长为250 nm。理论板数按丹参素钠计算应不低于4 000。

2. 野葛、粉葛中葛根素的含量测定

(1) 对照品溶液的制备:葛根素对照品适量,精密称定,加30%乙醇制成每毫升含80 μg的溶液。

(2) 供试品溶液的制备:取本品粉末(过三号筛)约(野葛0.1 g,粉葛0.8 g),精密称定,置具塞锥形瓶中,精密加入30%乙醇50 mL,称定重量;加热回流30 min,放冷,再称定重量;用30%乙醇补足减失的重量,摇匀,滤过,取续滤液(图4-8)。

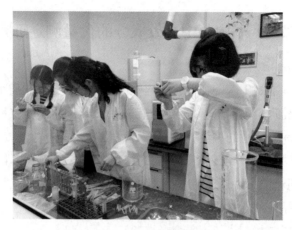

图4-8 葛根供试品配制

（3）测定法：分别精密吸取对照品溶液与供试品溶液各$10\,\mu$L（图4-9），注入液相色谱仪，测定（图4-10）。

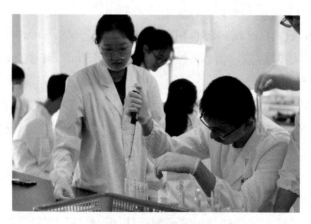

图4-9 移液枪的使用

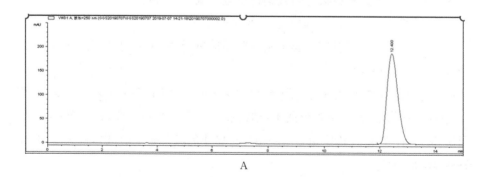

A

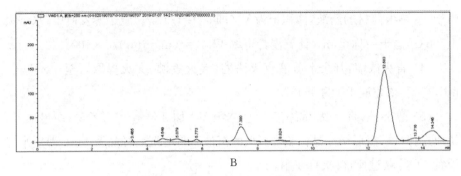

图 4-10　葛根素对照品色谱图(A)和野葛供试品色谱图(B)

本品按干燥品计算,含葛根素($C_{21}H_{20}O_9$)不得少于(野葛 2.4%,粉葛 0.30%)。

课题五　中药葛根总黄酮的提取与醇沉工艺

【课题简介】

葛根为常用中药,具有解肌退热、生津透疹、升阳止泻的功效,能改善心脑血管循环、扩张冠脉、提升心脏功能等。上述药理作用都与葛根总黄酮有关。目前葛根已制成多种制剂,这些制剂皆以葛根总黄酮为有效成分。而在制剂前的提取、纯化工艺将直接影响其生产效率和疗效发挥。本课题对葛根总黄酮的提取、纯化工艺进行研究,并运用薄层色谱技术进行鉴别分析和比较。

【实验仪器与材料】

(1) 药材:葛根药材、硅胶 G 板、三氯甲烷、甲醇。

(2) 实验仪器:万分之一天平、紫外灯。

【研究内容】

1. 葛根中有效成分的提取及应用

(1) 葛根水煎提取工艺:取葛根饮片 60 g,置烧杯中,加水 1000 mL,浸泡半小时;大火煮沸然后小火保持沸腾状态 1 h,关火;药液用纱布滤过,用量筒量取所得药液体积,记录 V_1。

(2) 留样:精密移取(移液管)上述水煎液 1 mL,置离心管中,贴标签"组别-水提液-薄层",待薄层点样使用。

(3) 水提法浸膏得率测定:取干燥蒸发皿称重 m1,记录重量,精密量取相当于 5 g 葛根药材的药液,体积记为 V_2(即 $V_2 = 1/12V_1$)置于蒸发皿中;水浴锅上(95℃)蒸干后称重 m_2,计算浸膏得率 $W_1\% = (m_2 - m_1)/5 \times 100\%$。

(4) 直火浓缩:其余水煎液直火浓缩(武火煮沸,文火提取),至 1 g 生药/mL,得到"浓缩液 1"(约 55 mL)。

(5) 醇沉:量筒量取"浓缩液 1"总体积 V_3,加 2 倍量 95% 乙醇(缓慢加入,快速搅拌),醇沉后样品贴标签"组别-醇沉液",将醇沉后样品及 1 mL 薄层水提液置 4℃ 冷藏过夜,待次日使用。

(6) 过滤:将"组别-醇沉液"过滤(抽滤瓶),量取滤液体积(相当于 55 g 生药),弃去滤渣。

(7) 留样:精密移取(移液管)上述醇沉液 1 mL,置离心管中,贴标签"组别-醇沉液-薄层",待薄层点样使用。

(8) 减压浓缩:将滤液置于旋转蒸发仪中减压浓缩(回收乙醇),浓缩至每毫升 5 g 生药,得到"浓缩液 2"(约 11 mL),测量浓缩液体积 V_4。

2. (醇沉法)浸膏得率测定

取干燥蒸发皿称重 m_3,记录重量,精密量取相当于 5 g 生药量的"浓缩液 2"(即 1 mL)置于蒸发皿中,水浴蒸干后称重 m_4,计算浸膏得率 $W_2\% = (m_4 - m_3)/5 \times 100\%$。

3. 薄层鉴别

测试样品:组别-水提液-薄层、组别-醇沉液-薄层、葛根素对照品溶液(1 mg/mL)、对照药材供试溶液。

用微量进样器吸取"组别-水提液-薄层"、"组别-醇沉液-薄层"、葛根素对照品溶液(1 mg/mL)、对照药材供试溶液 1 μL,分别点于同一羧甲基纤维素钠为黏合剂的硅胶 G 薄层板上。以三氯甲烷-甲醇-水(7∶2.5∶0.25)为展开剂,展开,晾干,置紫外光灯(365 nm)下检视,记录实验结果。

课题六　中药固体分散制剂及其质量标准研究

【课题简介】

常用中药葛根为祛风解表药,葛根素是其黄酮类成分中具有代表性的有效成分,具有提高免疫、保护心肌细胞、降血压等药理作用。在制剂研究中,泡腾片中的有效成分更稳定,溶解度和生物利用度较高,服用时因其以溶液形式使得治疗效果更好,起效更快。因此,本课题拟采用适当的方法,以葛根总黄酮提取物作为原料,加以适当的辅料,以湿法制粒制备"葛根总黄酮泡腾片",并进行相关质量评价研究。基于此,使学生掌握中药泡腾片的制备工艺,熟悉中药研发的基本流程和操作技能,最终形成中药研发的思维。

【实验仪器与材料】

(1) 实验仪器:TDP50 单冲压片机、烘箱。

(2) 实验材料:葛根总黄酮提取物、柠檬酸、碳酸氢钠、硬脂酸镁。

【研究内容】

1. 泡腾片的制备(图 4 - 11)

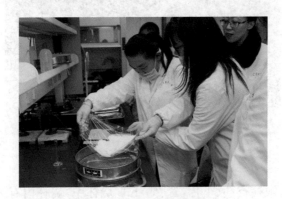

图 4 - 11　泡腾片的制备

方法 1:按比例称取葛根总黄酮提取物与辅料,以酸碱分开制粒的方法混合均匀,加适量黏合剂,制软材,过 14 目筛挤压制粒;50℃ 干燥 30 min,取出干燥好的颗粒,整粒(过 14 目);将酸颗粒与碱颗粒混合均匀,加入适量硬脂酸镁,混匀,压制成片。

方法 2:按比例称取葛根总黄酮提取物与辅料,以酸碱分开制粒的方法混合均匀,加适量黏合剂,制软材,过 14 目筛挤压制粒;50℃ 干燥 30 min,取出干燥好的颗粒,整粒(过 14 目、65 目),称量粗颗粒(未过 14 目)及细粉(过 65 目)质量,计算粗颗粒或细粉比例;将酸颗粒与碱颗粒、细粉混合均匀,加入适量硬脂酸镁,混匀,压制成片。

2. 泡腾片的质量评价

(1) 外观检查:一般抽取样品 30 片平铺于白底板上,置于日光灯下,在距离片剂 30 cm 处以肉眼观察 30 s。检查结果应符合下列规定:完整光洁;色泽均匀;杂色点 0.15～0.18 mm 应<5%;麻面<5%;中药粉末片除个别外<10%,并不得有严重花斑及特殊异物。

(2) 片重差异:取供试品 20 片,精密称定总重量,求得平均片重后,再分别精密称定每片的重量,每片重量与平均片重比较(凡无含量测定的片剂或有标示片重的中药片剂,每片重量应与标示片重比较),按规定,超出重量差异限度的不得多于 2 片,并不得有 1 片超出限度 1 倍(图 4-12)。

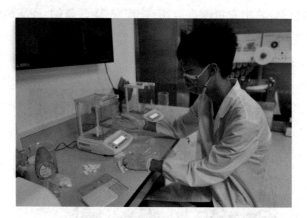

图 4-12　泡腾片片重差异检查

(3) 崩解时限检查:取 1 片,置 250 mL 烧杯中,烧杯内有 200 mL 温度为 20℃±5℃的水(图 4-13),即有许多气泡放出。当片剂或碎片周围的气体停止逸出时,片剂应溶解或分散在水中,无聚集的颗粒残留。除另有规定外,同法检查 6 片,各片均应在 5 min 内崩解。

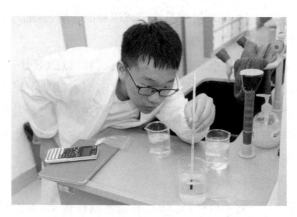

图 4-13　药液温度测量

(4) 硬度:硬度系指药片立于两个压板之间,沿片剂直径的方向徐徐加压,直到破碎,测定使破碎所需的力。国产片剂四用仪,有径向加压测定强度的装置,一般中药压制片硬度在 2～3 kg,化学药物压制片小片 2～3 kg,大片 3～10 kg。

(5) pH 值:取泡腾片 3 片,分别分散于 100 mL 20℃蒸馏水中,测定各溶液的 pH 值。

课题七　夹竹桃提取物对动物离体标本的作用研究

【课题简介】

离体实验是功能学开展研究的重要途径之一,将实验动物的器官或组织放入生理液中,通过外部控制,建立与机体内环境基本相似的人工环境,保证器官维持正常状态。在此基础上通过一定的检测手段观察生理活动、病理变化以及各种药物和试剂等因素对其生理、生化及形态的影响。它排除了整体情况下体内各种复杂因素的干扰,直接观察离体标本的各项指标。本课题以“夹竹桃叶提取物对动物离体标本的作用研究”为题,以三大经典离体实验为蓝本,旨在让学生体验功能实验学习与研究的乐趣。

【实验仪器与材料】

(1) 实验仪器:RM6240 生物信号处理系统、手术器械。

(2) 实验材料:蟾蜍、兔。

【研究内容】

1. 夹竹桃叶提取物对动物离体器官的作用研究——神经骨骼肌系统实验

(1) 离体器官的取材:蟾蜍坐骨神经腓肠肌标本制作。破坏蟾蜍脑和脊髓(图 4 - 14),剪除躯干上部及内脏(图 4 - 15),剥离及分离下肢,游离蟾蜍坐骨神经至腘窝处,跟腱处分离蟾蜍腓肠肌(图 4 - 16),将膝关节下方小腿其余部分剪除,即制备完毕。

(2) 标本兴奋性测试:用沾有任氏液(又称为林格氏液或复方氯化钠溶液,因为林格氏液除了含有氯化钠成分,还含钠离子、钾离子、钙离子、镁离子、氯离子及乳酸根离子。因为它是由英国生理学家“林格”所发明,所以称为林格氏液)的锌铜弓触及一下坐骨神经,观察标本兴奋性。将分离好的坐骨神经腓肠肌标本置于盛有任氏液的培养皿中备用。

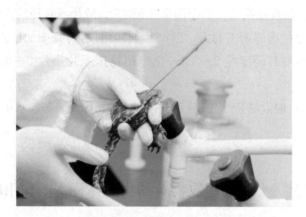

图 4 - 14　破坏蟾蜍脑和脊髓

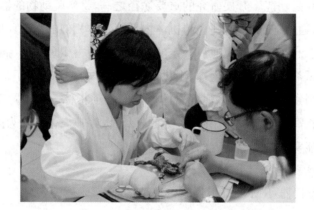

图 4 - 15　蟾蜍离体器官取材

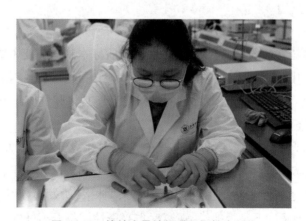

图 4 - 16　蟾蜍坐骨神经腓肠肌标本制作

（3）换能器安装：将肌动器固定于铁架台上，张力换能器固定在肌动器正上方；将坐骨神经腓肠肌标本所带的股骨断端固定在肌动器上，再将标本跟腱上的结扎线系在换能器悬臂梁上，调整距离保持垂直和适当张度，将标本的坐骨神经搭在肌动器电极上。

换能器（传感器）可将机体生理活动的信号转换成电信号。实验中通过换能器将信号转换成电信号，输入放大器，信号经生物放大器放大后，计算机按一定的时间间隔对连续的信号由 A/D 转换器转换成计算机接收的数字型号进行采集，处理后由显示器显示，即呈现生物信号供实验研究。

（4）检测阈刺激、阈上刺激和最大刺激

1）阈刺激：根据设置的刺激参数，逐次增加刺激强度，记下出现轻微收缩时的刺激强度，该刺激即为阈刺激。

2）最大刺激：继续增大刺激强度，记录收缩反应。观察每次增大强度后肌肉收缩曲线是否相应增大。当收缩达到一定程度时再增加刺激强度，肌肉收缩曲线不再继续升高，即为最大收缩，此时收缩曲线最高点为最大刺激，记录最大收缩时的最小刺激强度即最大刺激强度。

3）测试不同浓度的夹竹桃溶液及浸泡时长对腓肠肌活性的影响。

2. 夹竹桃叶提取物对动物离体器官的作用研究——离体蛙心心肌系统实验

（1）离体器官的取材

1）暴露蛙心：取蟾蜍 1 只，毁坏其脑和脊髓，将其仰卧固定在蛙板上。从剑突下将胸部皮肤向上剪开或剪掉，然后剪掉胸骨，打开心包，暴露心脏和动脉干。

2）观察心脏的解剖结构：在腹面可以看到一个心室，其上方有两个心房，心室右上角连着一个动脉干，动脉干根部膨大为动脉圆锥，也称动脉球。动脉向上可分左右两支。用玻璃针从动脉干背部穿过，将心脏翻向头侧，在心脏背面两心房下面，可以看到颜色较紫红的膨大部分，为静脉窦，这是两栖类动物心脏的起搏点。观察静脉窦、心房、心室间收缩的先后关系。

3）心脏插管：在心脏下方绕一丝线，将主动脉、左右肺动脉、前后腔静脉一起结扎，但此结扎应特别小心，勿损伤静脉窦，以免引起心搏骤停。准备插管，在左主动脉下穿一丝线，打一松结，用眼科剪在左主动脉上向心剪斜口（一定要剪破动脉内膜），让心脏里的血尽可能流出（以免插管后血液凝固）。用任氏液将流出的血冲洗干净后，把装有任氏液的蛙心插管插入左主动脉，插至主动脉球后稍退出,再将插管沿主动脉球后壁向心室中央方向插入,经主动脉瓣插入心室腔内。此时可见插管内液面随心搏上下移动。将预先打好的松结扎紧,并将线固定在插管壁上的玻璃小钩上防止滑脱,用滴管吸去插管内液体,更换新鲜的任氏液,小心提起插管和心脏。在上述血管结扎处的下方剪去血管和所有的牵连组织,将心脏离体。此时,离体蛙心已制备成功,可供实验。

(2) 换能器安装:用夹子将蛙心插管固定于铁架台上,肌张力换能器固定于蛙心插管下方,通过蛙心夹与线将离体蛙心与张力换能器相连(用蛙心夹于心室舒张时夹住心尖)。

(3) 加药:用注射器依次向插管内加入下列药物,描记曲线变化。

1) 0.65%NaCl 溶液 1~2 滴。

2) 当心肌收缩显著时,立即加入 0.1%KCl 溶液 1~2 滴。

3) 待基线恢复并平稳后,再加入 0.2%CaCl$_2$ 溶液 1~2 滴。

4) 当描笔下降到基线时再加入 1×10^{-5} 肾上腺素 1~2 滴。

5) 待作用稳定后立即加入 1×10^{-5} 乙酰胆碱 1~2 滴,基线下降迅速,几乎不可换洗修复。

6) 待作用稳定后立即加入 1×10^{-5} 肾上腺素 1~2 滴+任氏液换洗,心脏按压抢救。

7) 加入 10% 的夹竹桃叶提取物。

8) 描笔下降到基线时再加入 20% 的夹竹桃叶提取物。

9) 待基线恢复并平稳后,再加入 40% 的夹竹桃叶提取液。

10) 待作用稳定后立即加入 100% 的夹竹桃叶提取液。

3. 夹竹桃叶提取物对动物离体器官的作用研究——药物对家兔离体肠管的影响

(1) 离体肠管制备:取家兔 1 只,左手执髂上部,右手握木锤向家兔枕骨部猛击致死。迅速剖腹,取十二指肠、空肠及回肠,置于盛有冷台氏液的器皿中,沿肠壁剪去肠系膜,并将肠管剪数段,轻轻压出肠内容物,再换冷台氏液,最后将肠管剪成 2~3 cm 的小段备用。

(2) 安装离体肠管实验装置:浴槽与恒温电热器连接,使恒温电热器中的水温保持在 38±0.5℃。取肠管一段,两端各穿一线,其中一线扎于 L 形通气管上,放入盛有 30 mL 台氏液的浴槽内,固定 L 形通气管并将其与装有空气或氧气的球胆相连接,缓慢通入气泡(2 个/秒)。肠管另一端的线与张力换能器相连,后者联通 RM6240BD 多道生物信号分析处理系统。

(3)调试实验系统:打开相应软件"RM6240 并口",选择"实验/药理学专用实验/离体肠管实验(兔)",设置参数(时间常数为直流,灵敏度 3 g,滤波频率 10 Hz,采样频率 200 Hz,扫描速度 1 s/div),显示离体肠管活动曲线,并调节基础张力至 1~2 g,描记肠管正常活动曲线。

(4)加药:用注射器依次向浴槽内加入下列药物,描记曲线变化。

1)1×10^{-5} 肾上腺素溶液 1~2 滴。

2)当肠管收缩显著时,立即加入 0.1%硫酸阿托品溶液 0.1 mL。

3)当描笔下降到基线时,加入 1×10^{-5} 乙酰胆碱溶液 1~2 滴。

4)待基线恢复并平稳后,再加入 10%氯化钡溶液 1~2 滴。

5)待作用稳定后立即加入 0.1%硫酸阿托品 0.1 mL。

6)加入 10%的夹竹桃叶提取物。

7)描笔下降到基线时,加入 20%的夹竹桃叶提取物。

8)待基线恢复并平稳后,再加入 40%的夹竹桃叶提取液。

9)待作用稳定后立即加入 100%的夹竹桃叶提取液。

课题八　哮喘大鼠病理形态学研究

【课题简介】

哮喘是现今严重危害人类健康的疾病之一。本课题主要通过哮喘大鼠肺、肾等脏器切片的制作,让学生从病理形态学角度认识哮喘,为后续的研究打下基础,培养学生对医学研究的兴趣。同时,让学生认识医学形态学所涉及的仪器、实验技术等内容。参观医学形态学标本室,让学生了解人体胚胎标本及病理大体标本。制作出大鼠脏器的切片并进行观察和简单讲解,让学生对病理读片有初步的了解。

【实验仪器与材料】

(1)实验仪器:病理脱水机、病理包埋机。

(2)实验材料:小鼠、一次性切片刀、苏木素染液、伊红染液、无水乙醇。

【研究内容】

1. 建立哮喘大鼠模型

小鼠 20 只,随机平分为 2 组,正常组(10 只)、模型组(10 只)。模型组小鼠分别于第 1 天和第 8 天腹腔注射混合液 1 mL(卵蛋白 100 mg、氢氧化铝 100 mg 加生理盐水 1 mL)对其进行致敏,2 周后(即第 15 天)将小鼠置于透明密闭容器中用 2% 卵蛋白雾化吸入 15 min,诱发哮喘发作,隔天 1 次,引喘 2 周。正常组:以 1 mL 生理盐水代替卵白蛋白腹腔注射,第 15 天给予生理盐水雾化吸入 15 min,隔天 1 次。第 16 天处死小鼠取材。

2. 取材和固定

采用脱颈法处死大鼠,沿腹中线剪开皮肤和腹膜,沿两侧继续剪开,用镊子向上翻开,使腔内器官暴露在空气中。取肾脏器官,用刀片对半剖开,经蒸馏水漂洗后投入固定液(福尔马林)中。24 h 后,用流水冲洗 10 min,准备进入脱水程序。肺部同方法,但考虑到左侧肺叶因受心脏位置影响较右侧肺叶狭长,故选用右侧肺叶进行观察(图 4 - 17)。

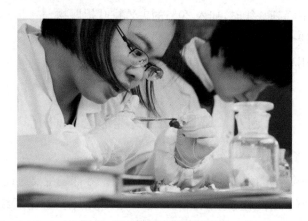

图 4 - 17　模型小鼠肺部取材

3. 脱水(梯度乙醇脱水)

将标本按顺序放入下列溶液中:

1) 70% 乙醇,1 天。

2) 95% 乙醇Ⅰ,1 h。

3) 95% 乙醇Ⅱ,45 min。

4) 100% 乙醇Ⅰ,30 min。

5) 100％乙醇Ⅱ,25 min。

4. 透明

将标本按顺序放入下列溶液中：

1) 二甲苯Ⅰ,10 min。

2) 二甲苯Ⅱ,10 min。

3) 二甲苯Ⅲ,10 min。

5. 浸蜡包埋(二甲苯＋石蜡)(60℃)

1) 放入温箱中浸蜡。将标本按顺序放入下列溶液中：

二甲苯＋石蜡Ⅰ,30 min。

二甲苯＋石蜡Ⅱ,1 h。

二甲苯＋石蜡Ⅲ,1 h。

2) 将铜块搭成长方形模具,倒入液体石蜡,从温箱中拿出装有组织的烧杯。为防止石蜡凝固,将烧杯置于乙醇灯上加热。取出浸蜡后的组织切片,均匀放入石蜡中,待其凝固后分成石蜡块。

6. 切片

将石蜡块放置在切片机上,进行修片。以 5 μm 为厚度进行切片(图 4 - 18)。切片后放入病理摊片烘干机,用温水贴片法贴片,将切片置于载玻片上,烘片后常温保存。将温度控制在 37～45℃范围内烤片 24 h,防止切片从载玻片上剥离。

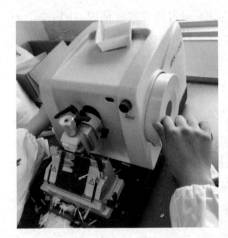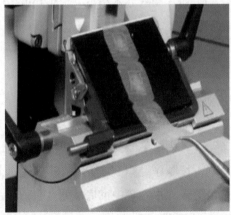

图 4 - 18　肺部组织石蜡切片

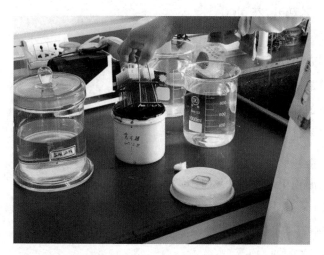

图 4-19　石蜡切片 HE 染色

7. HE 染色(图 4-19)

(1) 切片脱蜡到水

1) 石蜡切片烤干后,浸入二甲苯Ⅰ 20 min,二甲苯Ⅱ 1~2 min,脱去石蜡。

2) 入无水乙醇Ⅰ、Ⅱ各 1 min,洗去二甲苯。

3) 按顺序浸入 95%、80%、70%、50%乙醇各 1 min,使切片逐步下行到水。

4) 入蒸馏水中洗 1 min,洗去乙醇。

(2) 染色、脱水

1) 切片浸入苏木精液 5~30 min。根据不同需要和颜色情况,决定染色时间长短。

2) 自来水洗去浮色。

3) 1%盐酸乙醇分化数秒。

4) 自来水冲洗 0.5 h 以上,使切片蓝化。

5) 蒸馏水洗。

6) 入伊红染液复染 1~10 min,使细胞质染成红色。

7) 按顺序经 95%乙醇Ⅰ、Ⅱ中脱水兼分化伊红颜色各 1 min。

8) 入无水乙醇中彻底脱水 4~5 min(Ⅰ、Ⅱ各 2 min 左右)。

(3) 透明、封固

1) 1/2 二甲苯(无水乙醇∶二甲苯=1∶1)1 min。

2）二甲苯Ⅰ、Ⅱ透明，每次各2~3 min。

3）封固切片。将载玻片取出，擦去玻片四周的二甲苯，在载玻片上滴加树胶1~2滴，加盖玻片封固。若室内空气潮湿，可将盖玻片在乙醇灯上稍加热后再封片。

4）显微镜观察读片（图4-20），写出报告。

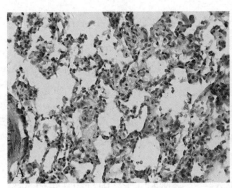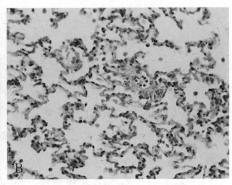

图4-20 肺组织切片

A. 正常肺组织，肺泡与细胞边缘清晰，细胞之间连接较紧密；B. 模型肺组织，部分细胞边缘轮廓不清晰，细胞之间连接疏松，有炎性细胞浸润，基膜变厚。400×。

课题九 实时荧光定量PCR技术检测*SRY*基因表达

【课题简介】

性别鉴定一直是医学领域的一个很有意义的话题，随着技术的不断革新，性别鉴定的方法也由过去传统单一的方法，逐渐向分子生物学多手段结合的方法过渡。本课题利用PCR技术扩增*SRY*基因和内参照基因（*GAPDH*），让学生选择自己的头发及唾液，同时提供2份未知的头发及唾液，让学生掌握通过PCR技术探究性别的方法。

【实验仪器与材料】

（1）实验仪器：实时荧光定量PCR仪（Step one）、浓度微量测定仪（Eppendorf）

（2）实验材料：样本（唾液、毛发）、TIANamp Micro DNA Kit微量样品基因组DNA提取试剂盒（缓冲液GA、Proteinase K溶液、Carrier RNA储存液、漂洗液PW）。

【研究内容】

1. 从唾液中提取基因组 DNA

1）用棉签擦拭口腔内部，提取口腔内部上皮细胞，放入装有 2 mL 蒸馏水的离心管中。800 rpm（～1 800×g）离心 5 min，将上清小心倒掉。

2）向沉淀中添加 200 μL 缓冲液 GA 重悬，将全部悬液转移至 1.5 mL 离心管中。

3）加入 20 μL Proteinase K 溶液，涡旋 10 s 混匀，56℃放置 60 min，其间每 15 min 涡旋混匀数次。

4）加入 200 μL 缓冲液 GB 和 1 μL Carrier RNA 储存液，浓度为 1 μg/μL，充分颠倒混匀，70℃放置 10 min，其间每 3 min 涡旋 10 s。此时溶液应变清亮，短暂离心以去除管盖内壁的液滴。

5）加入 200 μL 无水乙醇，充分颠倒混匀，短暂离心以去除管盖内壁的液滴。

6）将上一步所得溶液和絮状沉淀加入一个吸附柱 CR2 中（吸附柱放入收集管中），12 000 rpm（～13 400×g）离心 30 s，弃废液，将吸附柱 CR2 放回收集管中。

7）向吸附柱 CR2 中加入 500 μL 缓冲液 GD（使用前先检查是否已加入无水乙醇），12 000 rpm（～13 400×g）离心 30 s，弃废液，将吸附柱 CR2 放回收集管中。

8）向吸附柱 CR2 中加入 600 μL 漂洗液 PW（使用前先检查是否已加入无水乙醇），12 000 rpm（～13 400×g）离心 30 s，弃废液，将吸附柱 CR2 放回收集管中。并重复操作 1 次。

9）12 000 rpm（～13 400×g）离心 2 min，倒掉废液。将吸附柱 CR2 置于室温放置 2～5 min，以彻底晾干吸附材料中残余的漂洗液。

10）将吸附柱 CR2 转入一个干净的离心管中，向吸附膜中间位置悬空滴加 20～50 μL 洗脱缓冲液 TB，室温放置 2～5 min，12 000 rpm（～13 400×g）离心 2 min。若此时洗脱缓冲液体积少于 20 μL，可将离心得到的溶液再次加入吸附柱 CR2 中，室温放置 2 min，12 000 rpm（～13 400×g）离心 2 min，以增加基因组 DNA 的得率，最后将溶液收集到离心管中，保存于−20℃。

2. 从毛囊中提取基因组 DNA

1）按照相应比例，使用无水乙醇稀释缓冲液 GD 和漂洗液 PW。配制 1 M

DTT 溶液。

2) 在 1.5 mL 离心管中加入 250 μL 缓冲液 GA,20 μL 蛋白酶 K,20 μL 1 M DTT,混匀。从毛发根部毛囊处取 1 cm 长的一段,与上述溶液涡旋混匀 10 s。

3) 在 56℃孵育直到样本充分降解消化(按 60 min 计算),其间每隔 20 min 涡旋 10 s 混匀。短暂离心以收集附着在管壁及管盖的液体。

4) 加入 300 μL 缓冲液 GB 和 1 μL Carrier RNA 储存液,浓度为 1 μg/μL,充分混匀。

5) 56℃水浴 10 min,其间每 3 min 涡旋混匀 10 s。

6) 添加 300 μL 无水乙醇,充分涡旋混匀。短暂离心以去除管盖内壁的液滴。

7) 将上一步所得溶液和絮状沉淀分 2 次加入一个吸附柱 CR2 中(吸附柱放入收集管中),12 000 rpm(~13 400×g)离心 30 s,弃废液,将吸附柱 CR2 放回收集管中。

8) 向吸附柱 CR2 中加入 500 μL 缓冲液 GD(使用前请先检查是否已加入无水乙醇),12 000 rpm(~13 400×g)离心 30 s,弃废液,将吸附柱 CR2 放回收集管中。

9) 向吸附柱 CR2 中加入 600 μL 漂洗液 PW(使用前请先检查是否已加入无水乙醇),12 000 rpm(~13 400×g)离心 30 s,弃废液,将吸附柱 CR2 放回收集管中。并重复操作 1 次。

10) 12 000 rpm(~13 400×g)离心 2 min,倒掉废液。将吸附柱 CR2 置于室温放置 2~5 min,以彻底晾干吸附材料中残余的漂洗液。

11) 将吸附柱 CR2 转入一个干净的离心管中,向吸附膜中间位置悬空滴加 20~50 μL 洗脱缓冲液 TB,室温放置 2~5 min,12 000 rpm(~13 400×g)离心 2 min。若此时洗脱缓冲液体积少于 20 μL,可将离心得到的溶液再次加入吸附柱 CR2 中,室温放置 2 min,12 000 rpm(~13 400×g)离心 2 min,以增加基因组 DNA 的得率,最后将溶液收集到离心管中,保存于-20℃。

3. 基因组 DNA 浓度测定

从-20℃冰箱中取出提取的毛发和唾液 DNA 样本,置于冰上融化,设定核酸浓度测定仪相关参数,取 2 μL DEPC 水加入上样孔并按"Blank"键调零,于擦拭干净的上样孔中再加入 2 μL 毛发或唾液 DNA 样品,按"Sample"键,读取仪器显示的样品浓度和纯度。测定完毕后用纸巾擦去样本。

4. 实时荧光定量 PCR 检测 *SRY* 基因表达

1) Step one 开机预热 20 min。

2) 配制内参 GAPDH 和目的基因的反应体系(表 4-1)。

表 4-1 内参 GAPDH 和目的基因的反应体系

试剂	单反应(μL)
SYBR Premix Ex Taq($2\times$)	10
上游引物($5\,\mu$M each)	0.8
下游引物($5\,\mu$M each)	0.8
ROX	0.4
水	7
总体积	19

3) 在反应体系中分别加入相应的内参或目的基因(毛发或唾液)DNA 样本 $1\,\mu$L($1\,\mu$g)。盖上,压紧。

3) 250 g 离心 30 s,排除气泡。

4) 设定 PCR 仪器程序如为:95℃ 10 min,95℃ 15 s,60℃ 30 s,40 个循环。

5) 结果的相对定量。

以 $2-\Delta\Delta$Ct 表示处理组目的基因相对于对照组目的基因表达量的倍数:

Folds＝$2-\Delta\Delta$Ct

$\Delta\Delta$Ct＝(Ct1－Ct2)－(Ct3－Ct4)

Ct1:处理样品目的基因的临界循环数

Ct2:处理样品内参基因的临界循环数

Ct3:对照样品目的基因的临界循环数

Ct4:对照样品内参基因的临界循环数

6) 实验结果解读。

课题十　肝脏酒精代谢相关基因研究

【课题简介】

乙醛脱氢酶(aldehyde dehydrogenase，ALDH)是人体酒精代谢途径的重要组成部分,饮酒后出现的面红、头痛和恶心等一系列症状都与其活性有密切关系,消化道及消化腺肿瘤的发生也被认为与 *ALDH2* 基因突变有高度联系。因此,鉴定 *ALDH2* 基因型对于疾病预防和科学用药等方面都有非常重要的临床参考价值。

人类基因组研究发现 19 种功能性 *ALDH* 基因,其中 *ALDH2* 基因表达量最高,存在遗传多态性。最常见的突变是 g. 37030G>A,使得 *ALDH2* 氨基酸序列第 487 位上的谷氨酸(Glu)被赖氨酸(Lys)所替换,导致合成的乙醛脱氢酶出现明显的催化活性丧失。编码正常酶的野生型基因(GG)具备正常的代谢能力,杂合子(GA)编码的酶只有野生纯合子活性的 10%～20%,而突变纯合子(AA)损失了 96% 的酶活性,基本不具备对乙醛氧化的代谢能力。

在本课题实验中,样本取自学生的唾液,通过 PCR – RFLP 法鉴定 *ALDH2* 的基因型,让学生掌握 DNA 提取方法、核酸微量检测仪的使用、PCR 实验操作、限制性片段长度多态性(RFLP)遗传标记等一系列常用的分子生物学和分子遗传学实验原理及方法,具有非常重要的意义。

【实验仪器与材料】

(1) 实验仪器:高速冷冻离心机、NanoDrop2000 超微量分光光度计、涡旋振荡器、PCR 仪、金属浴、电子天平、微波炉、电泳仪、凝胶成像仪等。

(2) 实验材料:人唾液 DNA 提取试剂盒、PCR 试剂盒(Green Taq Mix)、PCR 产物纯化试剂盒、AcuI 限制性内切酶、EP 管、移液器及枪头等。

【研究内容】

1. 从唾液中提取基因组 DNA

1) 用棉签擦拭口腔内部,提取口腔内部上皮细胞,放入装有 2 mL 蒸馏水的离心管中。800 rpm(～1 800×g)离心 5 min,将上清液小心倒掉。

2) 向沉淀中添加 200 μL 缓冲液 GA 重悬,将全部悬液转移至 1.5 mL 离心管中。

3) 加入 20 μL Proteinase K 溶液,涡旋 10 s 混匀,56℃放置 60 min,其间每 15 min 涡旋混匀数次。

4) 加入 200 μL 缓冲液 GB 和 1 μL Carrier RNA 储存液,浓度为 1 μg/μL,充分颠倒混匀。70℃放置 10 min,其间每 3 min 涡旋 10 s。此时溶液应变清亮,短暂离心以去除管盖内壁的液滴。

5) 加 200 μL 无水乙醇,充分颠倒混匀,短暂离心以去除管盖内壁的液滴。

6) 将上一步所得溶液和絮状沉淀加入一个吸附柱 CR2 中(吸附柱放入收集管中),12 000 rpm(～13 400×g)离心 30 s,弃废液,将吸附柱 CR2 放回收集管中。

7) 向吸附柱 CR2 中加入 500 μL 缓冲液 GD(使用前先检查是否已加入无水乙醇),12 000 rpm(～13 400×g)离心 30 s,弃废液,将吸附柱 CR2 放回收集管中。

8) 向吸附柱 CR2 中加入 600 μL 漂洗液 PW(使用前先检查是否已加入无水乙醇),12 000 rpm(～13 400×g)离心 30 s,弃废液,将吸附柱 CR2 放回收集管中。并重复操作 1 次。

9) 12 000 rpm(～13 400×g)离心 2 min,倒掉废液。将吸附柱 CR2 置于室温放置 2～5 min,以彻底晾干吸附材料中残余的漂洗液。

10) 将吸附柱 CR2 转入一个干净的离心管中,向吸附膜中间位置悬空滴加 20～50 μL 洗脱缓冲液 TB,室温放置 2～5 min,12 000 rpm(～13 400×g)离心 2 min。若此时洗脱缓冲液体积少于 20 μL,可将离心得到的溶液再次加入吸附柱 CR2 中,室温放置 2 min,12 000 rpm(～13 400×g)离心 2 min,以增加基因组 DNA 的得率,最后将溶液收集到离心管中,保存于－20℃。

2. 基因组 DNA 浓度测定

从－20℃冰箱中取出提取的唾液 DNA 样本,置于冰上融化,设定核酸浓度测定仪相关参数,取 2 μL DEPC 水加入上样孔并按"Blank"键调零,于擦拭干净的上样孔中再加入 2 μL 唾液 DNA 样品,按"Sample"键,读取仪器显示的样品浓度和纯度。测定完毕后用纸巾擦去样本。

3. PCR 扩增

1) PCR 仪开机预热 20 min。

2) 配制内参 GAPDH 和目的基因(*ALDH2*)的反应体系。

3) 在反应体系中分别加入相应的内参或目的基因 DNA 样本 1 μL(1 μg)。盖上 PCR 管盖,压紧。

4) 250 g 离心 30 s,排除气泡。

5) PCR 程序。预变性:95.0℃,3 min;变性:95.0℃,15 s;退火:52.2℃,15 s;延伸:72.0℃,28 s;补充延伸:72.0℃,5 min。循环 35 次。

4. PCR 产物纯化

根据 PCR 产物纯化说明书要求,对 PCR 扩增产物进行纯化,最终用 20 μL

70℃预热的灭菌去离子水洗脱,并用 NanoDrop 2000 超微量分光光度计测定浓度、分析相对纯度。

5. PCR 扩增产物的酶切

20 μL 总体系中,加入 250 ng PCR 产物、4 u AcuI、2.0 μL 10×CutSmart buffer;混合均匀后,在 37℃孵育 60 min,将酶换为等量灭菌去离子水作为酶切反应的阴性对照。

6. 酶切产物的电泳检测

取酶切反应产物及阴性对照组,加入 Loading Buffer 后,在 2‰琼脂糖凝胶中上样,并在常规电泳槽中,130 V 恒压电泳 30 min,UV302 检测条带分布情况以判断基因型。

7. 结果解读

AcuI 能够识别野生型 *ALDH2* 基因的 5′-CTGAAG-3′序列并在距其 14 bp 的位置产生酶切,但对于 G>A 突变型的 *ALDH2*(5′-CTAAAG-3′)便不能识别,因而无法发生酶切,可通过电泳结果不同条带的表达,判断不同的基因型。GG 型 PCR 产物得到约 134 bp 和 253 bp 两个条带,GA 型得到 134 bp、253 bp 和 387 bp 三个条带,AA 型只有 387 bp 的原长条带。

课题十一　谷氨酸对海马神经细胞的毒性作用观察

【课题简介】

谷氨酸是中枢神经系统中重要的兴奋性神经递质。目前研究认为,在中枢神经系统退行性疾病(如阿尔茨海默病、帕金森病和亨廷顿病等)患者的脑中,都存在神经细胞谷氨酸浓度的急剧升高,谷氨酸的神经毒性与这些疾病的发病机制密切相关。本课题采用 HT22 小鼠海马神经元体外培养,观察谷氨酸对海马神经细胞损伤的作用,建立谷氨酸离体神经损伤模型。

【实验仪器与材料】

(1) 实验仪器:显微镜、离心机。

(2) 实验材料:HT-22 细胞株、细胞培养液、胰酶、PI 工作液。

【研究内容】

1. HT22 小鼠海马神经元培养和接种(图 4-21)

使用 0.25‰胰酶-EDTA 消化法分离 HT-22 细胞株,以 $5×10^5$/L 的密度接

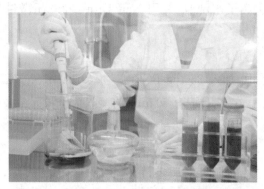

图 4 - 21　HT22 小鼠海马神经元细胞培养和接种

种于细胞培养液(高糖 DMEM 含 10％胎牛血清)中,于 37℃ 5％CO_2 温箱内孵育。

(1) 细胞传代

1) 取长满细胞的培养瓶,观察记录细胞形态。

2) 倒掉培养液,加入胰酶 1 mL 润洗一下,倒掉;再加胰酶 1 mL,孵育 5 min 至细胞贴壁疏松。

3) 加含有血清的 DMEM 培养液 2 mL 终止消化。

4) 滴管吹打,将细胞从瓶壁吹下来并打散,尽量避免气泡。

5) 转移至 15 mL 无菌离心管,旋紧盖子,1 500 rpm 离心 5 min。

6) 倒掉上清,加 4 mL DMEM 培养液,将细胞打匀并滴入 6 孔板中(6 孔板事先加入 2 mL DMEM 培养液),每孔加入 6 滴细胞悬液。

7) 置 37℃,5％CO_2 培养箱中培养。

8) 定期观察培养液,必要时更换培养液。

2. 谷氨酸给药

取对数生长期细胞,吸净培养基,给药组加入低浓度和高浓度谷氨酸,继续培养 24 h,正常组更换培养液。

取对数生长期细胞(培养 12 h 后),吸净培养基,分别加上对照组、低浓度组(5 mM)及高浓度组(50 mM)的配置好的谷氨酸钠溶液,放置培养箱内培养 24 h 后观察。

3. 形态观察

(1) 显微镜下观察谷氨酸对海马细胞损伤的形态改变(图 4 - 22)。镜下观察加药后的细胞,做记录,显微镜拍照。

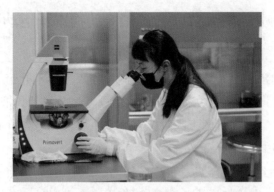

图 4-22　显微镜观察谷氨酸对海马细胞的损伤

（2）用细胞计数板和细胞计数仪对正常组细胞进行计数。

（3）在显微镜下观察谷氨酸对海马细胞损伤的形态改变。

4. 细胞的 PI 染色，荧光显微镜观察和拍照

（1）0.01 mol/L PBS(pH 7.4)配制终浓度为 0.5 mg/mL 的 PI 工作液（避光 RT）。

（2）培养液吸出，加入 70％乙醇单层细胞培养标本经遇冷固定，4℃放置。

（3）0.01 mol/L PBS(pH 7.4)1 mL 冲洗 1 次。

（4）吸出 PBS，沥干后加入 IP 工作液，室温孵育 10 min。

（5）1 mol/L PBS 洗 1 次，吸出，然后加入 500 μL PBS，荧光显微镜下观察（图 4-23）。

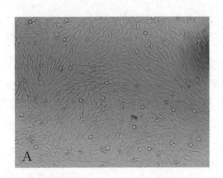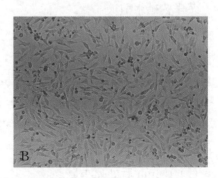

图 4-23　海马神经细胞

A. 对照组；B. 高浓度谷氨酸给药组（细胞大量死亡）。200×。

课题十二　中药生大黄联合芒硝对动物胃肠运动影响的研究

【课题简介】

消化系统由消化道和与其相连的许多消化腺组成,消化道通过运动将消化道内容物混合并向消化道远端推送,消化腺则通过分泌消化液消化食物,使食物被分解为小分子物质有助于吸收。而消化系统药理研究对消化系统疾病的治疗和药物开发具有重要意义。

大黄含多种致泻成分,具有促进肠蠕动的作用,且会因煎煮和炮制的方法不同,有效成分会有质与量的差异,导泻作用也会有明显的差别。芒硝中的硫酸钠能发挥容积性导泻作用,且机制与大黄不同,两者联用时协同增强肠蠕动。消化道内容物的移动速度与胃排出时间、小肠的运动及消化道内容物的流动性有关。小肠的运动受肠神经的控制,当机械性和化学性刺激作用于肠壁感受器时,可通过局部的壁内反射而引起小肠蠕动增加。副交感神经兴奋时可增强小肠运动,交感神经兴奋则产生抑制作用。实验动物所服炭末在肠道不被吸收,以炭末作为指示剂,测定在一定时间内炭末在肠道的推进距离,可观察不同药物对肠推进的影响。

【实验仪器与材料】

(1) 实验动物:昆明种小鼠,雌雄兼用,18～22 g。

(2) 实验仪器:电子秤、注射器、灌胃器、手术剪、眼科剪、眼科镊、直尺等。

(3) 实验药物:炭末生理盐水、炭末生大黄水煎液、炭末芒硝水煎液、炭末生大黄＋芒硝水煎液。

【研究内容】

1. 小鼠灌胃给药

(1) 取禁食不禁水小鼠 20 只,随机分为 4 组。

(2) 分别用炭末生理盐水、炭末生大黄水煎液、炭末芒硝水煎液、炭末生大黄＋芒硝水煎液 0.2 mL/10 g 灌胃给药。

2. 炭末推进率观察计算

(1) 15 min 后处死小鼠。

(2) 解剖打开腹腔,剪取小鼠幽门至盲肠管。

(3) 用直尺将小肠拉直。

(4) 测内容物推进距离,计算炭末推进率。

3. 分析

分析各组小鼠小肠炭末推进率差别。

第二节 中医药实践工作站各类报告和记录的书写

在完成 40 学时的中医药实践工作站活动的过程中,需要完成课题研究相关的各项报告和记录,主要包括两类内容:一是各类学习课程记录,包括基础课程和研究课程的记录;二是课题研究的开题、中期和结题 3 个阶段的报告。

 实验原始记录的书写

确保实验结果的准确性、可靠性和科学性,需要完整地记录原有条件下实验过程中的各种现象、数据和结果,使实验具有可追溯性。原始记录可以采用纸质或电子形式。

(一) 原始记录的主要内容

原始记录的主要内容应包括实验项目名称、实验单位、实验日期、环境条件(如天气、温度、湿度等)、实验材料(如药品、试剂、实验动物等)、实验仪器设备及使用条件、实验操作过程及所出现的各种现象、实验所得的各类数据与结果、实验操作者等。

(二) 原始记录书写要求

1. 实验记录本

要使用统一的实验记录本,实验记录本要逐页编号,不允许撕掉,不得缺页。原始记录应在实验过程中及时记录书写,不能补记,切忌记录在纸上然后再誊抄到记录本上。要养成保留原始记录的习惯。实验记录本不能当草稿纸。

2. 原始记录

须遵循真实性、科学性、对比性和针对性原则,在实验中及时、客观、清晰、正确、完整地用钢笔或碳素笔填写,并由实验人员亲笔签名及填写记录日期。

实验记录要规范,原始记录内的数据、有效数字、单位、符号的填写应符合现行国家标准和使用国家法定计量单位。如有记录数据错误,不能完全涂掉或掩盖,应能看到数据错误的原因;原始记录原则上不得进行改动。当记录中出现错误必须及时改正时,只能由原始记录者更改。应先用删除线将被修改的内容划去,删除线是从左下方向右上方划一斜杠,然后在右上角写上完整的正确内容,再在出错处斜杠上加盖个人印章以予确认。应注明原因和更改日期,并由改动者签名,对电子储存的记录也应采取同等措施(不能用删除法修改),并做好备份。

3. 实验结果

必须使用规范的科学用语,可以用文字叙述,也可以用表格、曲线记录。图表、打印的数据等按照顺序粘贴在实验原始记录的相应位置上,不易粘贴的,可另行装订成册并编号,并在实验原始记录上做相应注明。从自动分析测试系统得到的资料应由操作者签名并注明日期,如结果无法打印输出时,要在原始记录上注明,原始数据也应妥当保存,并防止误删。实验结果应以便于存取的方式存放,保存在适宜设施中,保持整洁、完好、无破损,不丢失。

 课程实施记录表的书写

课程实施记录表是指课题在实验过程中将实验的原始记录进行整理、数据处理后按实验报告的形式进行填写的实践记录。

主要记录内容有实验名称、实验目的、实验仪器与材料、实验方法和总结。

1. 实验名称

应简洁、清晰地记录实验名称,概述核心内容。例如:中药葛根药材中葛根素含量测定方法的建立。

2. 实验目的

记录该实验设计需要证实的具体问题。例如:中药葛根药材中葛根素含量测定方法的建立。

3. 实验仪器与材料

包括实验药品的名称、纯度、生产厂家和批号;实验仪器的名称、型号、厂家;实验器械及其规格等。例如:浓盐酸,国药集团化学试剂有限公司,批号 20210812。

4. 实验方法

写清该实验的实验步骤、对原始记录中的实验结果进行数据处理后得出的结论等。实验结果尽量用简单的图表、表格表示。

详细记录整个实验过程,包括药品、试剂、供试品的配制方法和准确浓度;实验仪器的参数设置和方法的建立;实验现象的观察方法;检测项目的计算公式和分析方法等。

若实验中发生意外或者异常、导致错误操作的,应准确记录实验的真实情况。例如:稀盐酸,3.66 mol/L,配制方法为 1.5 L 浓盐酸溶于 5 L 蒸馏水中;滴定时溶液由紫色变为纯蓝色,停止滴定,记录所用的标定溶液体积为 21.4 mL。

5. 实验结果与总结

详实记录实验中获取的实验结果,包括实验现象和实验数据(监测数据和实验图片等)。药理实验现象的观察包括用药前和用药后观察、记录出现药物效应的时间和药物反应变化等。

实验结果可以用文字叙述,也可以用表格和曲线进行记录。图表或打印的数据可以按照顺序粘贴在原始记录本的相应位置,不便于进行粘贴的,可将其另行装订成册,并进行编号,同时在原始记录上进行相应的注明。

实验结果可能是预期的,也可能存在实验失败或出现异常现象,应对实验结果进行分析,经过讨论或查阅文献后,记录导致实验失败或者出现异常结果的可能原因。

 课题开题报告的书写

开题报告是研究者对课题的一种说明材料,研究者把课题(开题报告相关内容)向相关专家进行陈述,由专家对课题进行评议。开题报告一般包括题目、立论依据(论文选题的目的与意义、国内外研究现状)、研究方案(研究目标、研究内容、研究方法、研究过程、拟解决的关键问题及创新点)、条件分析(仪器设备、协作单位及分工、人员配置)等。

(一) 课题名称的写法

课题名称表述需准确,课题研究的问题、研究的对象需要交代清楚,能反映课题研究的深度及广度。一个好的课题名称,需做到准确、规范、简洁和醒目。

准确：要把课题研究的问题（研究内容）是什么、研究的对象是什么交代清楚，为研究提供足够的焦点和方向，能够检验选题研究者认识程度和思路的正确性。课题研究对象要体现在课题名称中，确保拟定选题的关键词在课题名称中做主语，让它成为课题名称中最核心、最关键的词，体现出课题研究的重点。

规范：所用的词语、句型规范、科学，所有似是而非的词不能用，口号式、结论式、疑问式的句型不能用，一般应以陈述式句型表述。

简洁：课题名称不能太长，能不要的字尽量不要，一般不超过 25 个字。

醒目：课题研究的切入点要适宜、新颖，给人留下深刻的印象。

（二）课题来源（选题依据）

选题依据即介绍课题的研究背景，研究背景需阐述研究该课题的原因。研究背景一般是一篇论文或者报告的开端。研究背景需回答"为什么做这个研究？研究这个项目的理论依据是什么？研究这个项目能解决什么问题？"

研究背景包括理论背景和现实需要，还要综述国内外关于同类课题研究的现状，找出研究者想研究而别人还没做的或者别人已经做过但做得不好的课题。

（三）课题研究的目的和意义

研究目的和意义主要是用来阐述本次研究的价值，是开题报告中的重要部分。研究目的、意义也就是为什么要研究、研究它有什么价值。这一般可以先从现实需要方面去论述，指出现实当中存在这个问题，需要去研究、去解决，本论文的研究有什么实际作用；然后，再写论文的理论和学术价值，突出观点的新颖性和重要性。

注意对研究意义的叙述要清晰并且有一定新意，其次注意所使用的理论，即用什么理论证明自己的观点，要叙述清楚，否则难以有说服力。并且通过文献综述和国内外研究现状的评价来说明该选题的意义所在。

一般可以从 3 点入手：第一，该选题具备一定的需求性，可以从社会需求和科学需求两方面入手；第二，该选题具备一定的学术性，课题具备本身的学术和理论价值；第三，该选题具备一定的可行性。

(四) 相关研究的国内外研究现状、发展水平以及存在的问题

通过文献查阅,了解与本次研究项目相关性较高的文献,写明关于此研究,国内外已经做过哪些研究、有哪些成果、还存在哪些问题等。综合一定时期内国内外研究概况,对相关研究内容进行评述,评述研究的不足之处,一般可分为技术不足和研究不足。即还有哪方面没有涉及,是否有研究空白;或者研究不深入,还有哪些理论或技术问题没有解决;在研究方法上还有什么缺陷,可以在此次研究或者在后人的研究中提出解决办法等。要有研究者自己的见解。要注重分析研究,善于发现问题,突出本研究选题在当前研究中的位置、优势及突破点。所引用的主要参考文献应予著录,在文中引用处以相应文献序号的上标标识。

(五) 研究内容和拟解决的关键问题

研究内容就是论文(设计)正文部分的内容,是研究内容的核心。需写清楚整个研究的研究提纲。一般有两种写法:一种是标题法,即用标题的形式把一部分的内容概括出来,其长处是简明扼要、一目了然;一种是句子法,即用一个能表达完整意思的句子形式,把一部分的内容概括出来。

拟解决的主要问题即论文的主攻方向、研究目的。具体是指研究者预先设想的、将要在论文中证明的某一个新的理论问题,或某一个新的技术问题,或某一个新的方法问题等,以及开题者对这个问题的基本观点。要求研究者用明确、具体的文字(力求用1~2句话)把论文题目中的上述信息传达出来。

拟解决的主要问题是在综述本课题国内外研究动态的基础上提出来的,论文正文的各个部分都是为了论述这一主要问题,而主要问题的解决,将得出研究成果。一个课题只有一个中心,论述一个基本观点,解决一个主要问题。如果一个课题要解决2个或2个以上的主要问题,就有可能导致研究方向不明确,在论述过程中会产生种种困难,或观点冲突,或逻辑混乱,或主次不分。

(六) 拟采取的研究方法、技术路线

1. 研究方法

研究方法是指在研究中发现新现象、新事物,或提出新理论、新观点,揭示事物内在规律的工具和手段。研究方法主要有以下8种。

（1）调查法：调查法是科学研究中最常用的方法之一。它是有目的、有计划、系统地搜集有关研究对象现实状况或历史状况的材料方法。调查方法是科学研究中常用的基本研究方法，它综合运用历史法、观察法等方法以及谈话、问卷、个案研究、测验等科学方式，对现象进行有计划的、周密的和系统的了解，并对调查搜集到的大量资料进行分析、综合、比较、归纳，从而为人们提供规律性的知识。

调查法中最常用的是问卷调查法，它是以书面提出问题的方式搜集资料的一种研究方法，即调查者就调查项目编制成表格式，分发或邮寄给有关人员，请其填写答案，然后回收整理、统计和研究。

（2）观察法：观察法是指研究者根据一定的研究目的、研究提纲或观察表，用自己的感官和辅助工具去直接观察被研究对象，从而获得资料的一种方法。科学的观察具有目的性、计划性、系统性和可重复性。

（3）实验法：实验法是通过主动变革、控制研究对象来发现与确认事物间因果联系的一种科研方法。其主要特点是：①主动变革性，观察与调查都是在不干预研究对象的前提下去认识研究对象，发现其中的问题。而实验却要求主动操纵实验条件，人为地改变对象的存在方式、变化过程，使它服从于科学认识的需要。②控制性，科学实验要求根据研究的需要，借助各种方法技术，减少或消除各种可能影响科学的无关因素的干扰，在简化、纯化的状态下认识研究对象。③因果性，实验以发现、确认事物之间的因果联系为有效工具和必要途径。

（4）文献研究法：文献研究法是根据一定的研究目的或课题，通过调查文献来获得资料，从而全面地、正确地了解掌握所要研究问题的一种方法。文献研究法被广泛用于各种学科研究中。其作用有：①能了解有关问题的历史和现状，帮助确定研究课题；②能形成关于研究对象的一般印象，有助于观察和访问；③能得到现实资料的比较资料；④有助于了解事物的全貌。

（5）经验总结法：经验总结法是通过对实践活动中的具体情况，进行归纳与分析，使之系统化、理论化，上升为经验的一种方法。总结推广先进经验是人类历史上长期运用的较为行之有效的领导方法之一。

（6）个案研究法：个案研究法是认定研究对象中的某一特定对象，加以调查分析，弄清其特点及其形成过程的一种研究方法。个案研究有 3 种基本类型：①个人调查，即对组织中的某个人进行调查研究；②团体调查，即对某个组织或团体进行调查研究；③问题调查，即对某个现象或问题进行调查研究。

(7) 描述性研究法:描述性研究法是一种简单的研究方法,是将已有的现象、规律和理论通过自己的理解和验证,给予叙述并解释出来。它是对各种理论的一般叙述,更多的是解释别人的论证,但在科学研究中是必不可少的。它能定向地提出问题,揭示弊端,描述现象,介绍经验,有利于普及工作。它的实例很多,有带揭示性的多种情况的调查;有对实际问题的说明;也有对某些现状的看法等。

(8) 实证研究法:实证研究法是科学实践研究的一种特殊形式。其依据现有的科学理论和实践的需要,提出设计,利用科学仪器和设备,在自然条件下,通过有目的、有步骤地操纵,根据观察、记录、测定与此相伴随的现象的变化来确定条件与现象之间的因果关系活动。主要目的在于说明各种自变量与某个因变量的关系。

研究内容主要包括写出完成课题研究时将采用的研究方法,如实验性研究、准备做哪些实验及实验的大致内容。

2. 技术路线

技术路线是以研究假设为核心,将研究内容、研究方法、研究步骤有机组合起来的逻辑结构。技术路线一般是以流程图来展现整个实验研究的内容。可以清楚表明研究内容及其之间的关系,尤其是逻辑关系。一般以图、表表示。

(1) 研究假设:即提前预设解决问题的若干路径,并假设这些路径是可行的;在随后的研究过程中,证其真或证其伪。提前预设要有一定的理论和现实基础,不能想当然。技术路线的主要框架就是研究假设的框架。

(2) 逻辑结构:即把思维的规律和规则以可视化框架的方式呈现出来。其核心便是在研究假设的基础上,把理论支撑、研究内容、研究方法、研究步骤、研究成果之间的逻辑关系清晰地呈现出来。

(3) 画技术路线图的要点:①要把检验的命题在路线图中明确显示出来,在整个图中要能将主要内容展示出来;②研究内容从上到下的排序要体现研究者的思路;③箭头是单向的,最终指向研究目标;④图中不要放大段的句子,尽量使用词组,路线图要简洁、精炼;⑤要有解释性文字,阐述图中的内容及其关系。

技术路线图最常见的逻辑结构是三纵列的方式,纵向上以"研究思路""研究内容""研究方法"划分,横向上展开各部分的具体内容,并且方法和内容要能一一对应上。常用的绘图工具软件包括:Microsoft Visio、PowerPoint、Word 等。

(七) 预期的研究成果和创新点

预期的研究成果是指课题完成后所期望得到的成果。创新点是指较以往国内外的研究主要解决了之前的哪些难点，并提供了哪些技术和理论支持。

(八) 研究进度安排

写明整个研究在什么时间段完成什么工作。工作计划能帮助研究者了解自己的研究进度，合理规划时间，按时按量完成论文。计划是提高工作效率的有效手段。

 四 中期和结题报告的书写

中期和结题报告是一项课题研究到一半或结束，研究者客观地、概括地介绍研究过程，总结、解释研究成果的文章。它是课题研究所有材料中最主要的材料，也是科研课题结题验收最主要的依据，其基本结构、主体内容与开题报告相类似，需列出项目建设的主要成果（包括研究内容、意义、研究方法、技术路线、研究成果等）；区别点在于需详细将实验结果、取得的研究成果写清楚，以及预定的目标是否达到。

第三节 中医药实践工作站优秀报告案例

【优秀开题报告案例一】

课题研究方向：中药固体分散制剂及其质量标准研究

课题名称	葛根黄酮泡腾片的研制

一、课题来源（选题依据）
　　葛根是豆科葛属植物野葛的根，在我国主要分布于河南、湖南、浙江、四川等地区。其性凉、味甘辛，归入脾、胃经，具有升阳解肌、透疹止泻、除烦止渴等功效，在中医临床上

常用于治疗表证发热、头痛项强、斑疹不透、脾虚泄泻和消渴等症。根据《本草纲目》《中药大辞典》《功能性食品》等权威资料的记载，葛根及其制品还具有清火、排毒、降血脂、降血压、降胆固醇、降血糖、减肥、通便、预防老年性痴呆、防止动脉硬化、预防脑血栓等功效。

国内外学者对葛属植物进行了大量研究，从中分离出黄酮类、三萜类、香豆素等多种化合物。特别是黄酮类化合物，已被发现具有扩张冠状动脉、减慢心率、降低心肌耗氧量、改善心脑血液循环等作用。葛根素（puerarin）是从野葛干燥根中提取的一种异黄酮类化合物，是葛根特有的成分，在心血管系统疾病的治疗中有广泛应用。

尽管葛根素具有多种药理作用，且毒性低、安全性高，但其水溶性和脂溶性较差，口服生物利用度低，通常需要在较高浓度的丙二醇等助溶剂中才能达到有效药物浓度，这无疑增加了生产成本。此外，研究还发现，葛根素的溶解性会随着其纯度的提高而降低。

针对这一问题，本课题提出利用中药泡腾片技术（具有溶解速度快、药物生物利用度高、便于携带等优点），提取葛根中的黄酮类成分，制成葛根黄酮泡腾片。这种方法不仅可以使葛根黄酮更有效地发挥作用，还能满足市场对便捷服用方式的需求。

二、课题研究的目的和意义

葛根中特有的成分黄酮类化合物葛根素有利尿排毒、降血脂、降血压、降胆固醇、降血糖、减肥、通便，以及预防老年性痴呆、动脉硬化、脑血栓等心脑血管疾病等功效，但其在水中的溶解度较小，无法完全地发挥药物作用。

本课题将使用葛根总黄酮提取物为原料，加以适当的辅料，以湿法制粒制备"葛根总黄酮泡腾片"，并根据《中国药典》对泡腾片的外观、片重、崩解时限、硬度及 pH 值进行评价，希望制备出葛根黄酮泡腾片，以更全面地发挥葛根素的药物作用，满足市场的需求，同时希望能让世界上更多的人了解中药，了解中华文化。

三、相关研究的国内外研究现状、发展水平以及存在的问题

葛根，作为豆科藤本植物葛的根，其药用历史悠久，最早记载于《神农本草经》，在古代文献中也被称为鸡齐、鹿藿等。《神农本草经》中提到葛根"主消渴，身大热，呕吐，诸痹，起阴气，解诸毒"，将其列为中品。《名医别录》进一步补充了葛根的多种功效，如"疗伤寒中风，头痛，解肌发表，出汗，开腠理，疗金疮，止痛，胁风痛；生根汁疗消渴，伤寒壮热"，并将"解诸毒"细化为"杀野葛、巴豆、百药毒"。葛根主要用于治疗斑疹不透、口渴、外感发热、热痢、高血压、脾虚泄泻以及头痛项强等。

葛根中含有多种活性成分，包括黄酮类、三萜类和甾体类化合物，以及淀粉、氨基酸和矿物质等营养成分。葛根总黄酮中主要含有大豆苷、大豆苷元、葛根素等成分，总量可达 12%。葛根素作为葛根特有的成分，具有利尿、提高免疫力、扩张血管、保护心肌细胞、降血压、降血脂和抗肿瘤等多种药理作用。

尽管葛根素具有广泛的药理作用，且毒性低、安全性高，但其水溶性和脂溶性较差，导致口服生物利用度较低。通常需要加入较高浓度的丙二醇等助溶剂才能达到有效药物浓度。付庆伟等在葛根素口腔速崩片的研究中探讨了葛根素口腔速崩片的制备方法，但由于口崩片对崩解时限、环境湿度和口感的要求较高，制备过程相对复杂。

泡腾片是一种以适宜的酸和碱为崩解剂制成的片剂，具有入水后迅速产生大量二氧化碳气体、快速溶解的特点。泡腾片的药物起效迅速，生物利用度高，携带方便且成本较低。目前，泡腾片制备技术在生物制药领域发展迅速，并受到公众的广泛认可。利用泡腾

（续表）

片技术制备葛根素泡腾片，能够充分发挥葛根的药理功效，同时满足市场对便捷服用方式的需求，具有很好的应用前景。

参考文献（略）

四、研究内容和拟解决的关键问题

研究内容：使用葛根总黄酮提取物为原料，加以适当的辅料，用湿法制粒的方法制备"葛根总黄酮泡腾片"，并根据《中国药典》对泡腾片的外观、片重、崩解时限、硬度及 pH 值进行评价，掌握湿法制粒泡腾片及中药合格检测的常用方法。

关键问题与解决方法：①为了避免制粒过程中发生酸碱反应，要将酸、碱分开制粒，干燥，混合均匀后压片；②调整处方，制备各项都符合要求的泡腾片剂，尤其是硬度与崩解时间同时合格。

五、拟采取的研究方法、技术路线

1. 泡腾片的制备

（1）方法：按比例称取葛根总黄酮提取物与辅料，以酸碱分开制粒的方法混合均匀，加适量黏合剂，制软材，过 14 目筛挤压制粒；50℃干燥 30 min，取出干燥好的颗粒，整粒（过 14 目）；将酸颗粒与碱颗粒混合均匀，加入适量硬脂酸镁，混匀，压制成片。

（2）配方：见表 4-2

表 4-2 配方

作用	成分	用量（g）
碱源	葛根素（主药）	30
碱源	碳酸氢钠	27
酸源	柠檬酸	27
酸源	微晶纤维素	30
黏合剂	2%淀粉浆	适量
润滑剂	硬脂酸镁	适量（1%）

（3）片剂制备路线：见图 4-24。

2. 泡腾片的质量评价

（1）外观检查：一般抽取样品 30 片平铺于白底板上，置于日光灯下，在距离片剂 30 cm 处以肉眼观察 30 s。检查结果应符合下列规定：完整光洁；色泽均匀；杂色点 0.15～0.18 mm 应＜5%，麻面＜5%；中药粉末片除个别外＜10%，并不得有严重花斑及特殊异物。

（2）片重差异：取供试品 20 片，精密称定总重量，求得平均片重后，再分别精密称定每片的重量。每片重量与平均片重比较（凡无含量测定的片剂或有标示片重的中药片剂，每片重量应与标示片重比较），按规定，超出重量差异限度的不得多于 2 片，并不得有 1 片超出限度 1 倍。

（3）崩解时限检查：取 1 片，置 250 mL 烧杯（内有 200 mL 温度为 20℃±5℃的水）中，

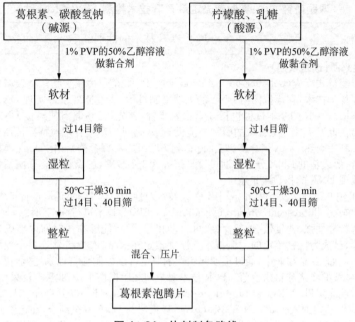

图 4 - 24　片剂制备路线
注:PVP,聚乙烯比咯烷酮。

即有许多气泡放出,当片剂或碎片周围的气体停止逸出时,片剂应溶解或分散在水中,无聚集的颗粒剩留。除另有规定外,同法检查 6 片,各片均应在 5 min 内崩解。

(4) 硬度:硬度系药片立于两个压板之间,沿片剂直径的方向徐徐加压,直到破碎,测定使破碎所需的力。国产片剂四用仪,有径向加压测定强度的装置,一般中药压制片硬度在 2~3 kg,化学药物压制片小片 2~3 kg,大片 3~10 kg。

(5) pH 值:取泡腾片 3 片,分别分散于 100 mL 20℃ 蒸馏水中,测定各溶液的 pH 值。

六、预期的研究成果和创新点

预期的研究成果:制备出两种不同的泡腾片并对其的外观、片重、崩解时限、硬度及 pH 值进行检测评价,初步了解湿法制粒与中药药物制剂质量检测的过程。

创新点:本研究使用葛根中提取出的葛根素为主料,分别使用不同的酸源及黏合剂制成两种片剂,并按照《中国药典》的相关规定,对制得的片剂进行质量评价,对比两种片剂的不同。

七、研究进度安排

(略)

【优秀开题报告案例二】

课题研究方向：实时荧光定量 PCR 技术检测 *SRY* 基因表达

课题名称	基于 PCR 技术的性别鉴定

一、课题来源（选题依据）

聚合酶链式反应（polymerase chain reaction，PCR）是一种在生物医学领域广泛使用的分子生物学技术，它模拟体内 DNA 的天然复制过程，通过体外条件实现 DNA 的大量复制和扩增。PCR 的基本过程包括 3 个主要步骤：首先，在高温下使模板 DNA 双链解旋；然后，在低温下使人工合成的引物与模板 DNA 通过碱基互补配对特异性结合；最后，在中温下利用耐热 DNA 聚合酶（如 Taq Pol 或 Th DNA 聚合酶）催化 DNA 模板单链与引物结合，形成新的 DNA 分子。通过反复执行这 3 个步骤，可以在底物和酶活性充足的情况下实现 DNA 的指数级扩增。

20 世纪 90 年代，科学家开始利用 PCR 技术对性染色体 DNA 片段进行扩增，并通过荧光原位杂交（fluorescence in situ hybridization，FISH）技术进行标记和性别鉴定。PCR 技术具有特异性强、速度快、操作简便、可自动化等优点，能够在短时间内准确地扩增微量染色体，已成为性别鉴定的主流技术。性别鉴定在医学、农业科学等多个领域都有重要作用。例如，在畜牧业中，通过早期胚胎性别鉴定可以控制仔畜性别比例，提高生产效率，具有显著的经济和科研价值。PCR 技术对早期胚胎损伤小，因此被广泛采用。

实时荧光定量 PCR（real-time fluorescence quantitative PCR，RT - qPCR）是一种在 PCR 反应体系中加入荧光染料 SYBR Green，该染料与 DNA 双链结合，在定量 PCR 仪扩增 DNA 的过程中实时监测荧光信号的累积。通过计算机记录和分析，可以绘制标准曲线图像，对未知模板进行定量分析。RT - qPCR 具有高敏感性、特异性、可重复性以及低污染风险等优点。

本项目运用实时荧光定量 PCR 技术对人的唾液、毛发中提取的 DNA 进行性别鉴定。通过这项研究，可以初步掌握 PCR 技术的理论基础和实际应用，增进对分子生物学的理解，同时培养科学探究的素养。

二、课题研究的目的和意义

1. 研究目的

通过本次课题研究，掌握生物样本的前处理及提取样本中基因组 DNA 的操作方法，了解 DNA 浓度的测定原理与方法，学会使用 RT - PCR 技术扩增 DNA 的实验原理及方法。同时，掌握 *SRY* 基因的生理意义及性别鉴定的相关科研内容和对分子生物学实验的初步了解。

2. 研究意义

通过使用 RT - PCR 技术对性别鉴定，可在短时间内接触分子生物学实验的常用技术，其操作流程简单、便于学习，实验原理易于理解。

三、相关研究的国内外研究现状、发展水平以及存在的问题

1. 传统性别鉴定方法及其缺陷

（1）细胞遗传学方法：取少量胚胎细胞，用乙酰甲基秋水仙素处理，使细胞被阻断在有丝分裂中期，固定染色后可获得处于有丝分裂中期的染色体分布相。根据 X、Y 染色体形态上的差异，观察判断胚胎染色体的类型，以此鉴定性别。因为使用该种方法在取样时会对胚胎造成一定的损伤，耗时较长，难度过高，无法推广。

（2）免疫学方法：免疫学方法理论依据是雄性特异性组织相容性 H-Y 抗原和抗体的特异性反应。H-Y 抗原是一组雄性特异性基因的表达产物，用 H-Y 抗血清或 H-Y 单克隆抗体可检测家畜的早期胚胎上是否存在 H-Y 抗原，进而来鉴定胚胎的性别。该方法对胚胎损伤较大，难以在生产实践中应用。

2. 传统定量 PCR 与 RT-PCR 的区别

传统定量技术如外对照 PCR 定量、有限稀释 PCR 定量分析、内对照 PCR 定量、竞争性定量 PCR 等，分别有特异性较低、工作繁琐、精确性低、模板制作困难的缺点。现代性别鉴定通常采用 RT-PCR。RT-PCR 是 1996 年美国 Applied Biosystems 公司发明的一项基因精确定量技术，能够弥补以上传统定量技术的缺陷，进行更加精准的性别鉴定。

3. 单独测定 Y 染色体基因表达的缺陷

最早的 PCR 性别鉴定只测定 SRY 基因的表达，不同时检验 X 基因，因此可能会出现假阴性、没有 Y 特异性产物等结果。原因有以下 3 种可能性：①有男性 DNA，但量太少，不能得到扩增产物；②外源 DNA 污染；③PCR 反应失败。

以上情况会导致错误结果，应同时或平行检验 X、Y 基因，所以实验中需设计两种引物分别扩增 X 染色体基因片段与 SRY 基因，设计阳性、阴性及空白对照，严防污染。

4. PCR 技术鉴定性别的运用

（1）动物性别鉴定：性别在家畜经济性状中有重要影响，性别控制技术需以性别鉴定为基础，可充分发挥受性别限制和影响的优良性状（如泌乳、肉质等）、加快育种进程和防止伴性遗传性疾病的发生，对畜牧业生产有重要意义。例如，塔里木马鹿的主要经济价值来源于雄性马鹿产茸，因此需要对子代性别进行控制。可从妊娠母马鹿血浆中提取胎儿游离 DNA 进行 PCR 扩增，对胎儿进行性别鉴定，提高生产效率。

（2）植物性别鉴定：对植物幼体的早期性别鉴定有助于提高农业产量，增加经济效益。例如，热科院生物所基因工程与生物安全研究团队针对番木瓜性别鉴定服务的特点研发出了植物直接性别 PCR 技术，60 s 就可提取 1 份番木瓜种苗的叶片 DNA，2.5 h 即可通过 PCR 扩增鉴定出大约 100 份番木瓜样品的性别。而种子苗具有直根系发达、耐旱、抗风、苗壮和结实早等优点，在解决了早期性别快速鉴定问题后，可节省农民成本，优势十分明显。

（3）考古学方面的应用：在分子考古学中运用 PCR 技术代替分子克隆技术有助于克服原有缺陷，精准地对出土的动物化石或人类尸骨进行性别鉴定。

（4）法医学方面的应用：刑事侦查中收集人的毛发、组织、尸体等同犯罪有关的 DNA 物证，利用 PCR 技术鉴定性别，为刑事案件提供直接的生物学证据。

参考文献（略）

四、研究内容和拟解决的关键问题及创新点

1. 研究内容

（1）毛发和唾液基因组 DNA 提取：取来自不同性别的受检者的唾液、毛囊样本，根据说明进行 DNA 提取。

（2）核酸微量检测仪检测总 DNA 浓度：用核酸微量检测仪检测唾液及毛囊样本中提取的 DNA 的浓度和纯度。浓度应介于 $0.2 \sim 1.0\ \mu mol/L$。纯净的 DNA 溶液纯度 A_{260}/A_{280} 应介于 $1.8 \sim 2.0$。当 DNA 溶液中混有显著量的蛋白质时，该值远小于 1.8。

（3）RT-PCR：对所提 DNA 在 RT-PCR 仪中进行扩增，利用荧光信号积累实时监测整个 PCR 进程。比较不同样品 SRY 基因表达的差异以鉴别性别。

2. 拟解决的关键问题及创新点

（1）*SRY* 基因的检验：*SRY* 基因是雄性的性别决定基因，指 Y 染色体上具体决定生物雄性性别的基因片段。将提取的唾液与毛囊 DNA 通过 PCR 技术扩增 *SRY* 基因片段，扩增后若 *SRY* 基因表达量高为雄性，反之为雌性，以此鉴别性别。

（2）管家基因 *GADPH* 的检验：GADPH（glyceraldehyde-3-phosphate dehydrogenase）是糖酵解反应中的一个酶，几乎在所有组织中都高水平表达，广泛用作 Western blot 蛋白质标准化的内参。*GAPDH* 作为管家基因在同种细胞或者组织中的蛋白质表达量一般是恒定的，扩增 *GADPH* 基因的目的是在于避免定量误差、加样误差以及各 PCR 反应体系中扩增效率不均一、各孔间的温差等所造成的误差。

（3）DNA 污染导致假阳性：在实验过程中需全程佩戴手套、口罩防止交叉污染，影响实验结果。使用两台不同的 PCR 仪可使实验结果更加准确。

（4）X 染色体的检验：本实验中因条件限制只进行 *SRY* 基因与 *GADPH* 基因的扩增与检测，操作失误、外源 DNA 污染、PCR 反应失败都可导致 *SRY* 基因假阴性的结果。若额外测定 X 染色体非同源区基因片段可以使实验的准确性提高。

五、拟采用的研究方法、技术路线

1. 从唾液中提取基因组 DNA

1）参照瓶上标签在缓冲液 GD 和漂洗液 PW 中分别加入相应体积的无水乙醇。

2）将唾液装入 1.5 mL 的离心管中，800 rpm（~1800×g）离心 5 min，将上清液倒掉。

3）向沉淀中添加 200 μL 缓冲液 GA 重悬，将全部悬液移至新的 1.5 mL 离心管中。

4）加入 20 μL Proteinase K 溶液，涡旋 10 s 混匀。

5）56℃水浴 60 min，其间每隔 15 min 涡旋 10 s。

6）加入 200 μL 缓冲液 GB 和 1 μL Carrier RNA 储存液，浓度为 1 μg/μL，涡旋 10 s 混匀。

7）70℃水浴 10 min，其间每 3 min 涡旋 10 s。溶液清亮后短暂离心，除去管盖、管壁残留液滴。

8）加入 200 μL 无水乙醇，涡旋 10 s 后短暂离心。

9）将上一步所得溶液和絮状沉淀加入吸附柱 CR2 内，将吸附柱放入收集管中，12 000 rpm（~13 400×g）离心 30 s，弃废液，将吸附柱 CR2 放回收集管中。

10）重复步骤（9）2 遍。

11）12 000 rpm（~13 400×g）离心 2 min，倒掉废液，将吸附柱 CR2 置于室温放置 2~5 min，彻底晾干吸附材料中残留的乙醇。

12）将 CR2 转入一个干燥的离心管，向吸附膜中间悬空滴加 30 μL 洗脱缓冲液 TB，室温放置 2~5 min，12 000 rpm（~13 400×g）离心 2 min，将溶液收集到离心管中，保存于−20℃。

2. 从毛发中提取基因组 DNA

1）参照瓶上标签在缓冲液 GD 和漂洗液 PW 中分别加入相应体积的无水乙醇。

2）剪取两端含有毛囊的毛发放入 1.5 mL 的离心管中。

3）加入 200 μL 缓冲液 GA，20 μL Proteinase K 溶液，20 μL 1 M DTT 溶液，涡旋 10 s 混匀。

4）56℃水浴 60 min，使样本充分降解消化。其间每隔 20 min 涡旋混匀。

5）短暂离心，除去管盖、管壁残留液滴。

6）加入 300 μL 缓冲液 GB 和 1 μL Carrier RNA 储存液，浓度为 1 μg/μL，充分混匀。

7) 56℃水浴 10 min,其间每 3 min 涡旋混匀 10 s。

8) 加入 300 μL 无水乙醇,涡旋 10 s 混匀。短暂离心,除去管盖、管壁的残留液滴。

9) 将上一步所得溶液和絮状沉淀分 2 次加入 1 个吸附柱 CR2 中,吸附柱放入收集管中,12 000 rpm(～13 400×g)离心 30 s,弃废液,将吸附柱 CR2 放回收集管。

10) 向吸附柱 CR2 中加入 500 μL 缓冲液 GD,12 000 rpm(～13 400×g)离心 30 s,弃废液,将吸附柱 CR2 放回收集管中。

11) 重复操作步骤(9)2 遍。

12) 12 000 rpm(～13 400×g)离心 2 min,倒掉废液。将吸附柱 CR2 置于室温放置 2～5 min,彻底晾干吸附材料中残余的乙醇。

13) 将吸附柱 CR2 转入一个干净的离心管中,向吸附膜中间位置悬空滴加 30 μL 洗脱缓冲液 TB,室温放置 2～5 min,12 000 rpm(～13 400×g)离心 2 min,将溶液收集到离心管中。保存于−20℃。

3. 测定基因组 DNA 浓度与纯度

使用 Eppendorf 核酸蛋白测定仪测定提取的唾液、毛囊 DNA 浓度和纯度。浓度应介于 0.2～1.0 μmol/L。A_{260}/A_{280} 值表示 DNA 纯度,应介于 1.8～2.0。当 DNA 溶液中混有显著量的蛋白质时,该值远小于 1.8。

4. PCR 反应引物设计

引物序列见表 4-3。

表 4-3　*SRY* 基因和 *GADPH* 基因引物序列

名称	序列(5′-3′)
SRY 引物序列	CTAGACCGCAGAGGCGCCAT TAGTACCCACGCCTGCTCC GG
GADPH 引物序列	CTGGGGACGACATGGAGAAAA AAGGAAGGCTGGAAGA GTGC

5. PCR 反应体系与条件

1) 反应体系:SYBR Premix Ex Taq(2×) 10 μL,上游引物(5 μM each)0.8 μL,下游引物(5 μM each)0.8 μL,ROX 0.4 μL,水 7 μL。

2) 实验仪器:StepOne RT-PCR 仪、illumina RT-PCR 仪。

3) 反应条件:95℃ 10 min;95℃ 15 s,60℃ 30 s,40 个循环。

6. 数据分析

分别观察得到的 *SRY* 基因、*GADPH* 基因的扩增曲线,若 *SRY* 扩增曲线有显著上升为 *SRY* 阳性,无显著上升为 *SRY* 阴性。

观察溶解曲线,若呈单一溶解峰则为特异性扩增,有单一产物。若溶解峰不单一,则有非特异性扩增。

技术线路(略)

六、预期的研究成果和创新点

1. 预期的研究成果

本项目提取人体唾液、毛发中的 DNA 片段,通过 RT-PCR 的扩增结果来探究男女样本中 SRY 基因的表达差异,完成性别鉴定。

2. 创新点

运用 RT－PCR 技术进行性别鉴定有敏感性、特异性、可重复性高与污染风险性低的突出优点。

七、研究进度安排

（略）

【优秀拓展案例】

课题名称	小儿豉翘清热颗粒制备工艺的优化及质量评价

一、研究背景

小儿豉翘清热颗粒作为一种用量明确、疗效显著、安全可靠的药物,在清热类中成药的使用中极具代表性。小儿豉翘清热颗粒是用淡豆豉、薄荷、连翘、黄芩柴胡等中药材所制成。其有两个治疗侧重点:一是疏风清热,解除表征;二是消食导滞,化解外感风热所引起的消化不良,对于风热感冒挟滞证具有良好的治疗效果。另一方面,小儿豉翘清热颗粒还具有调节脾胃作用,能对患儿的机体抵抗力起到增强的作用。

文献指出,超过 90％的小儿急性上呼吸道感染属于病毒感染。而小儿豉翘清热颗粒是医院中常用于治疗此类疾病的药物之一,对小儿感冒风热夹滞证尤为有效。此药方中主要成分较多,且包含部分具有不良气味的中草药,对于感官敏感的儿童来说难以接受,以致对此药方依从性极低;此外,现代社会推崇控糖,日常生活中严格控制人体对糖分或代糖物质的摄入。对于多数药品来说,简单地添加一些甜味剂和香料便可以掩盖其令人不适的味道。为了达到相同的效果,药方颗粒需运用新型工艺技术以进行掩味。

颗粒剂是在冲剂的基础上发展起来的,是一种常见的剂型,既保留了冲剂服用、贮存及运输方便的特点,又克服了冲剂含糖量较大的缺点。中药颗粒剂由于浸膏含量大,附加剂少,易产生吸潮、结块及变色等现象;同时,药物不良气味大,某些药物对胃有较强刺激性或易在胃中被破坏。在颗粒剂的外层进行包衣是一种有效的方法。采用高分子材料对颗粒进行薄膜包衣,与包糖衣比较,具有包衣时间短、操作简便、片芯增重少、坚固耐磨、不易开裂等优点。在这样的情况下,选择运用薄膜包衣技术,采用甘露醇作为薄膜包衣材料,不仅能够掩盖其不良气味,带来令人舒适的口感,同时甘露醇易于提取制备,可用作颗粒剂稀释剂,对于提高中药颗粒剂的质量、成形性和流动性,可谓一举三得。

本创意计划采用煎煮法提取有效成分,用干法制粒法使药物成型,并加以运用薄膜包衣技术,在防潮的同时起到掩盖不良气味的作用,为小儿豉翘清热颗粒制备工艺提供新思路。

对于小儿豉翘清热颗粒这类中药颗粒剂,制备过程一般分为提取、浓缩、制粒、干燥、包装等工序。根据中药含有效成分的不同,其处理方法各有所异。但在大量生产中其过程一般为采用煎煮法或水煎醇沉法提取;对提取液常采用常压蒸发或减压蒸发,获得清膏,将适量的糖粉、糊精或药物细粉混合均匀,加入一定比例的清膏制成软材;软材过筛制得湿颗粒,经干燥后整粒进行包装。湿法制粒技术在中药制粒中应用广泛,所得颗粒经过表面润湿,具有颗粒质量好、外形美观、耐磨性较强、压缩成型性好等优点。然而,湿法制粒法也存在一定的弊端。如辅料的用量比较多、操作工序多而费时,容易出现微生物超限等。此外,还包括制粒中软材湿度掌握不当,致使颗粒细粉过多,或软材太湿难以制粒,造成损耗量加大等;制粒使用的辅料蔗糖干扰某些药物成分,降低了疗效,同时使许多老年和禁糖病人使用受到限制等。因此,未来的中药颗粒剂制备工艺应以中药复方有效成分为本,从药物本身出发,确定最佳生产工艺。

二、研究内容

在小儿豉翘清热颗粒的制备过程中,主要运用了煎煮法、干法制粒法和薄膜包衣技术。

1. 煎煮法

煎煮法是将药材加水煎煮取汁的方法。一般操作过程如下:取药材,适当地切碎或粉碎,置适宜煎煮容器中,加适量水使浸没药材,浸泡适宜时间后,加热至沸,浸出一定时间,分离煎出液,药渣依法煎 2~3 次,收集各煎出液,离心分离或沉降滤过后,低温浓缩至规定浓度。稠膏的比重一般热测(80~90℃)为 1.30~1.35。

2. 干法制粒法

干法制粒是继传统的湿法混合制粒而发展起来的一种新的制粒工艺,它是利用物料本身的结晶水,通过机械挤压直接对原料粉末进行压缩→成型→破碎→造粒的一种制粒工艺。其特点为原料粉末连续地直接成型、造粒,省略了加湿和干燥工序,节约了大量的电能;无需添加任何黏合剂;有些药物(抗生素类、热敏性强)以及中药提取物比重达不到要求,又不能加黏合剂,必须通过干法制粒工艺来完成;成品的粒度均匀,堆积密度增加、流动性改善及可控制崩解度,同时便于后序加工、贮存和运输。

3. 薄膜包衣技术

薄膜包衣工艺是 20 世纪 40 年代开发的一种新型的工艺。与糖衣相比,具有生产周期短、用料少、防湿能力强等特点。在包衣过程中,根据溶剂的不同,可分为水溶性包衣工艺和有机溶剂包衣工艺。薄膜包衣的目的主要是:改善外观和便于识别,掩盖不良气味,便于病人服用,减轻胃肠反应,控制药物释放,改变药物释放曲线,避光、隔绝空气以增加药物的稳定性。近几年,薄膜包衣技术广泛地应用于片剂、颗粒剂、丸剂、浸膏剂、药物粉末、胶囊剂等固体及半固体制剂的防潮。

4. 质量评价

按照《中国药典》(2015 版第四部)中有关颗粒剂质量评价的规定,对所得颗粒剂进行粒度、溶化性、水分和干燥失重检查;对吸光度检测及各项检查结果进行打分,以各项目得分总和为综合评价指标。

1) 外观性状:所得颗粒剂干燥、粒度均匀,同处理颗粒剂色泽一致,呈棕色,无吸潮、软化、结块、潮解等现象。

2) 粒度、溶化性、水分和干燥失重检查:《中国药典》规定粒度不合格率≤15%、水分≤8%、干燥失重≤2.0%,溶化性应为全部溶解或轻微浑浊。

3) 小儿豉翘清热颗粒的含量测定:颗粒剂与药材色谱图形状基本一致,说明原药材中的有效成分已成功转移至颗粒剂中。

(该报告获第 36 届上海市青少年科技创新大赛"青少年科技创意"二等奖)

第四节　中医药实践工作站优秀学员活动参与感想

案例一：

【科研经历】

高一下学期时，我参加了上海市青少年科学创新实践工作站。根据我对医学的浓厚兴趣，我以第一志愿被分配到上海中医药大学中医药实践工作站。我希望借此机会接触医学领域，拓宽视野。在选择课题时，我经过综合比较，最终选择了"中药中有效成分的含量测定研究"，以帮助自己掌握基础知识。

学习过程中，我首先参与了复方丹参滴丸中丹参含量的测定实验。在实验室里，我感到一切都是新奇的。老师教授我们如何设置研究参数，但复杂的电脑界面让我感到陌生，加之围观的同学太多，我被挤到最后一排，我听得有些迷糊。对丹参滴丸含量测定的学习结束了，但我感到自己并未真正理解，内心不免焦虑。

接着，我们组选择了"野葛粉葛中葛根素含量测定"的实验。这次实验过程较为完整，从称量野葛粉葛到加入乙醇、加热回流，我都亲自参与。为了加速圆底烧瓶的冷却，我们特意将其置于盛有冷水的大烧杯中进行水浴降温。但不幸的是，在拔塞子时一个烧瓶进水了，我们不得不将其视为实验失误。

这次实验中，我们不满足于仅按照药典进行含量测定，在老师的帮助下我们查阅文献，优化方法，并尝试对比不同方案。我们在基本方法上进行了微调，采用甲醇：水为 28：72 的比例，结果显示我们的方法效果最佳，这让我们感到非常欣喜，证明了我们的努力是有回报的。

然而，在课题内部初步讲述实验成果时，有老师指出我们过于关注对照品的出峰时间和峰形，而忽视了样品的分离度问题。我想，如果有更多时间，我们应该综合考虑样品的分离度，并进行进一步优化。

在第 2 次实验过程中，我积极向带教老师请教，积极参与学习，经过不懈努力，我大致掌握了实验的原理和方法。有了基础知识，我感到更加安心，因为只有掌握了基础知识，才能更好地进行拓展课题的研究和思考。我还帮助其他同学理解数据和图谱。

在选择拓展课题时，我选择了以山楂作为研究对象，因为我很喜欢吃山楂。我查阅了山楂中的枸橼酸，了解到它具有促进消化、消食导滞的作用。药典中记录了炒山楂和焦山楂的炒制方法和疗效。通过文献查阅，我了解到炒制过程中枸橼酸会有一定程度的流失，尤其是焦山楂中的损失更为严重。因此，我想当然地得出了使用更温和的炮制方法可以保留更多枸橼酸的结论。

但这样的研究成果显得浅显且缺乏创新。我一时间无法想出其他方向或更深层次的问题，思维似乎陷入了僵局。无奈之下，我重新查询药典，仔细研读。经过反复阅读，我发现了问题所在，也是本次研究的突破口：焦山楂的消食导滞作用更强。我不禁疑惑，为什么焦山楂的枸橼酸含量比炒山楂低，但其消食导滞作用却更强？在老师的帮助下，我豁然开朗。原来，炒焦过程中发生了很多复杂的化学变化，生成了多种物质，它们与枸橼酸协同作用，提高了疗效。

在答辩讲台上，我收获颇丰。专家们向我介绍了美拉德反应，并将研究提升到了普遍规律的高度。一味药材之所以具有某种疗效，通常是由多种成分共同参与、相互协同作用的结果，甚至用量、含量、炮制方法等都会影响疗效，这一过程非常复杂和奥妙。

这是我第一次如此真切地感受到中医的博大精深，它值得我们深入研究。

【活动感想】

通过在工作站的学习和研究，我感觉自己离中医和医药领域更近了一步。古老的中医文明与现代科学技术的结合，展现出了精彩纷呈的一面。科研内容的深度和广度极大地拓宽了我的视野。活动中的思考和实践环节非常丰富，锻炼了我的思维能力，激发了我对科研工作和中医药的浓厚兴趣，这是我感到最为重要和受益的。

我也经历了从迷茫到顿悟，思考从浅显到深入的过程。能从不懂到学会，证明了学习需要主动性。如果我不主动提问、做实验、思考问题，最后的结果可能就不会那么令人满意了。在课题开始和初步思考拓展课题时，我感到非常迷茫，但一旦掌握了知识，思路就变得清晰，自主创新也有了基础。这种通过努力学会新知识的感觉非常美妙，尤其是在以前未曾接触过的领域，这大大增强了我的自信心。我不禁感叹，主观能动性能发挥出巨大的力量，只要想做，就能完成许多看似不可能的事情。

这次经历还让我深刻体会到科学探究是由浅入深的过程。无论是学习还是日常生活中认识事物,都需要不断思考和观察,发现矛盾点,避免主观臆断。我很感激专家们的帮助,他们让我们的实验提升了思想高度,总结出了普遍规律,令我深受震撼。

未来,我计划进入科学研究领域,特别是医药类工作。我将继续深入研究,充实自己,探索世界,帮助他人。同时,我也祝愿接下来到实践工作站学习的同学们能够有自己的体验和收获,取得优异的成绩。

案例二:

【科研经历】

2019 年,我报名参加了上海市青少年科学创新实践工作站的研究性学习。在网上报名时,我选择了上海中医药大学中医药实践工作站提供的课题——荧光定量 PCR 检测 SRY 基因,并在蒋嘉烨、栗源老师几个月来的悉心指导下完成了对其的实验探究。选择上海中医药大学站点的原因是,我对中医药这一我国传统文化中的瑰宝有着浓厚的兴趣。选择荧光定量 PCR 检测 SRY 基因这个课题,是因为作为一名生物等级考考生,我希望通过实验探究的方式对 PCR 技术有更深入的了解。SRY 基因作为雄性的性别决定基因,可以在 PCR 技术的扩增下进行性别检测。性别鉴定一直是医学领域中一个很有意义的话题,随着技术的不断革新,性别鉴定的方法也由过去传统单一的方法,逐渐向分子生物学多手段结合的方法过渡,PCR 技术就是这些方法中的一种。PCR 是一种体外扩增 DNA 的技术,通过放大扩增待定的 DNA 片段,完成体外 DNA 复制。它因具有快速、灵敏、简便及特异性强等特点而被广泛应用于性别鉴定及相关领域。

传统的性别鉴定方式包括简单 PCR 法、双重或多重 PCR 法、两温度梯度 PCR 法等,但这些方法相较该研究方法都比较复杂,不够直观。该研究通过新型分子生物学手段,利用 PCR 技术检测 SRY 基因的扩增情况鉴定性别,提供了更简单直观、易于操作的方法进行性别鉴定及相关研究,可对一滴血、一根毛发、多年的尸块、胎儿进行性别鉴定,对于遗传性疾病的产前基因诊断、法医学中的性别鉴定、考古学中的性别鉴定以及对有性别争议的运动员体检等领域都具有重要的现实意义。

在研究过程中,我需要理解 PCR 技术的基本原理,熟悉从毛囊、唾液中提取 DNA 的操作过程以及试剂的浓度、加料顺序、配制方法等，学会操作实验所需的各类仪器，如核酸微量检测仪、离心机等。制作图表并进行统计等数据分析的方法也是研究时必不可少的。实验数据是得出结论的重要依据。

当然，研究的过程不可能总是一帆风顺，在此期间我也遇到了许多问题。首先是操作上的失误，如在加料过程中看错了所需试剂的含量，以致试剂提前耗光，为此我不得不重新配置试剂，重置样本后再加料。数据分析时我也发现了一些错误数据：如唾液核酸浓度为 22.8，吸光度为 1.69；毛囊核酸浓度为11.0，吸光度为 3.50。唾液与毛囊的核酸浓度、吸光度均有较大差异。推测可能原因为有两样本中本身 DNA 含量不同、测定过程中上一个样本在仪器中有残留、提取试剂盒对样品的提取效率不同等。为保证 PCR 扩增的正常进行，DNA 的纯度需保持在一定范围，A_{260}/A_{280} 的比值应介于 1.8～2.0 之间。实验中唾液 A_{260}/A_{280} 为 1.69，偏低；毛囊 A_{260}/A_{280} 为 3.50，偏高，可能在操作时存在污染。由此我在实验过程中进行了改进，规范实验操作，提高防污染意识。另外，SRY 基因在部分女性样本中如有扩增曲线且溶解曲线 TM 值与男性相同或相近，说明 PCR 模板加入过程中可能存在污染或样品存在污染，这种情况下可与结果好的标准样本对照，重新实验。

【活动感想】

参与工作站课题研究的几个月中，我过得很充实，这段经历对我产生了许多积极影响。开学典礼时，我在讲解员的带领下参观了上海中医药博物馆，了解了五行在中医学理论中的基础地位、中医药的发展历史、古代中国的各类医学器具，以及学习了一些常见中草药的名称、功效等。暑假中，工作站组织的龙华医院中医药科普体验也增加了我对中医药的兴趣。在龙华医院，我观摩了水性与油性护手霜的制作过程并跟随医院的医师学习了神医华佗发明的五禽戏，它不仅有趣还能强身健体。最后接近结题时的答辩环节也令人印象深刻。为了取得较好的成绩，我不停修改结题报告和 PPT；一遍遍地打好腹稿，使数据分析烂熟于心；绞尽脑汁地思考未来及展望应当设计怎样的实验……组内答辩时激烈的竞争令人紧张的同时又赞叹其他同学的奇思妙想；专家组答辩时数着号码煎熬地等待着轮到我的时机，我为每一位站在台上侃侃而谈的同学感动，也为专家们提出的每一个问题而紧张。这个时候我深刻地体会到了什么是共情。正是因为我们都经历了共同的努力，能够体会到对方的艰辛，才会更深切地为对方的成功喝彩，为他人的惜败惋惜。

这段科创经历也对我的学习产生了较大的帮助，它使我了解了 PCR 技术的核心原理与设计实验的方法，锻炼了自己的实验操作能力，学会了如何规范书写实验报告等，初步了解到科研工作的流程，这些既拓展了我的视野，又激发了创造力。今后，我希望将 PCR 技术与植物组织培养技术结合，通过 PCR 技术检测选取的植物组织是否无毒，以便保存珍稀物种。

对于想参加科创的学弟学妹们，我认为实践工作站是一个很好的平台。这里有充足的资源与机会、优秀的指导老师以及志同道合的伙伴。另外，在科创的过程中，我认为应当注意以下两点：科创的核心是创新，切记不能一味重复前人的研究成果，而没有属于自己的思想；失败是成功之母，当研究过程中遇到瓶颈时，不要轻易放弃，努力寻找解决问题的办法，才能最终守得云开见月明。

案例三：

【科研经历】

在上海中医药大学，我在老师的帮助和同学的合作下完成了"中学生体质测试及舌面脉特征研究"。随着现代生活水平的不断提升，人们对身体健康的愿望也日益强烈。尽管历史文献中对体质现象的表述存在差异，但普遍认为体质是人类生命活动的重要表现形式，与疾病和健康紧密相关。舌、面望诊信息能反映机体内部的病理生理变化，是判断疾病性质和病情轻重的重要途径。通过这个课题，激发了我对传统医学的兴趣，并增进了对中医传统知识和现代研究的了解。我希望将来推广中医传统诊疗方法，使其在远程医疗中得到应用。

本课题计划运用"舌面判读量表"和"中医体质调查问卷量表"进行中学生的体质测试和流行病学调查，同时采用中医面舌诊信息采集和识别系统采集进食、运动前后的舌、面、脉图信息。通过综合分析获取的数据资料，我们积极寻找中学生不同体质的舌、面、脉诊特征，并探索饮食及运动习惯对舌、面、脉特征变化的影响。不同体质的人在气血变化、脏腑运行上存在差异，舌、面、脉诊信息能反映这些变化，对判断机体状态、疾病性质、病情轻重具有重要意义。

起初，我们参观了中医诊断室，那里的设施和场景都非常逼真，让我有了成为小医生的兴奋感。尽管最初我认为在短时间内完成这个课题非常困难，但在老师耐心的指导下，我逐渐掌握了舌、面望诊和脉诊的基本方法，并了解了不同舌苔、面色、脉象的临床意义。在学习中医基础理论的同时,我也对现代诊疗技术有了了解。通过使用现代化的面诊仪、舌诊仪,以及 SPSS 17.0 统计软件处理分析运动前后同学的舌象、面象数据,我们更精准地获取了诊断数据,并发现了高科技与传统医学结合的妙处。运动后,实验对象的面部光泽、口唇饱和度、色彩和亮度都有显著提升,舌苔和舌色也更加红润,显示出健康状态。尽管运动数据存在一些偏差,可能是由于实验对象个体差异或实验仪器准确性所致,但总体偏差不大,处于可控范围内。我还提出增加运动强度,以便更明显地展现数据差异,有利于通过数据分析揭示本质。

实验期间,我曾想放弃,因为学业压力大,还需完成实验报告,感到力不从心。感谢同学们的鼓励和老师给予的信心,让我冷静下来,回忆起实验过程中的探索乐趣,并以最饱满的姿态继续投入科研。在顺利完成基础实验之余,我想进一步探索中医的奥秘,设想拓展内容"探究痰湿体质人群经过运动或改善膳食后是否能达到缓和的预期效果"。遗憾的是,由于时间不足,拓展实验尚未开始实施,痰湿体质人群尚未找齐,只初步设想了一个方案,具体步骤还未落实。但我希望能在课余时间甚至未来的学习过程中,继续完善这项拓展实验,制订更为详细的计划。这些尝试可能为医学研究提供参考方向,同时可以帮助我巩固知识,提升自己的思维能力。

【活动感想】

首先感谢上海中医药大学提供的优越工作站平台,让我在优美的环境中完成科创实验。科创是客观的、实实在在的,青少年能够通过努力和遵循客观规律实现目标。这个项目能够激发青少年对中医学的兴趣,拓展中学生对中医诊病知识和四诊客观化研究的视野,对青少年的饮食及生活保养发挥指导作用。经评选,我们课题组获得优秀课题表彰,我感到无比激动,非常感谢老师的精心指导和同学们的支持。我想对其他同学说:科创既包括所学知识,又包括亲手实践,将所学转化为所做,而且还可以提升我们的科学素养。我接触了科创,真心喜欢上了科研,并且拼尽全力去实践。在学习过程中,我发现生活中有更多的可能性等我去探索。如果遇到困难,不害怕退缩,按照心中所想一步一步前行,一定会找到突破口。科创不是高高在上,而是最贴近我们日常生活的实践。只要我们真心待它,必将收获人生中浓墨重彩的一笔。今后我将在科研道路上奋勇前进。衷心感谢所有支持我、帮助我的人,未来可期!

案例四：

【科研经历】

我在上海中医药大学进行了"葛根总黄酮的提取与醇沉工艺"课题研究。

自幼，中医对我有着特殊的魅力。在众多书籍和影视作品中，中医悬壶济世、救死扶伤的形象深植人心。历史经验证明了中医的真实效果，但在现代社会，也有人对中医的真实性和有效性提出质疑。作为我国国粹，中医在当代应与时俱进，通过科学研究，用事实说话，向世界展示中医的可行性和有效性，让中医走出国门，走向世界。我希望未来能成为一名默默工作的研究者，因此我选择这个研究中医药相关的课题，为这大大的梦想做一些基础的准备和尝试。

7月6日，我首次踏入上海中医药大学大门，也是我第一次进入实验室。在那里，我获得了大量新知识，感觉自己离梦想又近了一步。实验是研究的开始，也是给我留下最深刻印象的环节。这是我第一次如此正规地进行实验。以往在期刊上看到的科研成果总是光鲜亮丽，但我们可能忽略了科研人员背后付出的辛勤和努力。这次实验让我初步体会到了科研的艰辛。

实验的艰辛主要体现在两个方面：首先是理解上的困难。面对一个全新的实验和知识领域，我们不能仅仅按照实验步骤机械地操作，而应该深入理解实验的目的和原理，以便在出现问题时能够迅速发现并改进。这种理解需要大量相关知识的积累，我在实验中深刻体会到了这一点。同时，我也要向那些在科研一线不断创新的开拓者们致敬。

其次是实验过程的艰辛。充分理解是实验的前提，但要取得成果，最终还是要依靠实践。实验是枯燥且要求一丝不苟的。水煎、浓缩、醇沉、薄层鉴别……每个步骤都耗时耗力，需要我们仔细观察、耐心等待。实验要求精确，记得有一次取样失误，老师立刻让我重新来过。虽然心中有些抱怨，但我对科研工作者的认真和细致增添了一份敬意。一天的实验结束后，回到家整理完大量实验数据，才算完成了一天的工作。

在实验室里一次次认真实验，在家中不断阅读新的文献资料，整理资料……一次次修改、演练，让我最终满怀信心地参加了答辩。

这次课题活动教会了我"科研没有捷径可走"。在此过程中，我遇到了很多困难，无论是时间冲突还是阅读文献时的难点，都不能逃避，而应不断思考如何解决问题。解决问题没有捷径，只有直面问题，坚持不懈，始终如一，才能走向成功。昨日的艰辛，也终究成为今天的喜悦。

【活动感想】

纸上得来终觉浅，绝知此事要躬行。任何事情不去亲身经历，就永远不会彻底理解。这是这次课题活动教给我的道理。我们不能只看到成功者的光鲜亮丽，而应看到他们背后付出的汗水。无论是科研还是生活，我们都应该注重实践，努力成为实干家。

这次科创活动给我带来了综合性的帮助。一次次的实验、阅读、写作和练习，不仅仅是让我学到专业知识，更磨炼了我的精神，让我变得更加坚强。这些努力增添了我的自信，更重要的是，它让我明白了什么是真正的科创精神，为我找到了前进的方向。

这些宝贵的经验是无价的。科创性思维能帮助我开阔视野，自强不息、坚持不懈、坚持实干的精神，能帮我更快地积累，让我在学习这条路上走得更稳更远。

初见时的欣喜、过程中的艰辛、成功后的自豪……都是这次课题经历给我留下的记忆。课题活动不仅让我学到了许多专业知识，更让我收获了宝贵的经验和阅历。我要感谢工作站给我提供了这次机会。在今后，若有机会，我也希望能够从事医药方面的研究，通过科学的手段，让中国的医药走向世界！

最后，对于有志于科创的同学，我想告诉你们："科创没有捷径可走。"坚持不懈、自强不息、平稳心态，这才是成功的方法。今天费尽心思克服疑难问题，明天当你成功的时候，你会感谢曾经努力的自己。

案例五：

【科研经历】

我参与的课题研究是"夹竹桃提取物对动物离体标本的作用"。

自幼受爷爷的影响，我对中医药产生了浓厚的兴趣。在学校里，我有幸提取过多种中草药。夹竹桃在影视剧中经常出现，扮演着或好或坏的角色，这让我对夹竹桃提取液的作用功效产生了浓厚的兴趣。此外，这个课题将夹竹桃提取液与三大离体经典动手实验相结合，探究其对动物神经系统、心血管系统、消化系统的影响，这不仅锻炼了我的动手能力，也增强了我的胆量。

课题主要分为神经骨骼肌系统实验、蛙心灌流实验和家兔离体肠实验三部分。

第一个实验中,我们首先制作了蟾蜍坐骨神经腓肠肌标本。通过锌铜弓刺激,我们观察到明显的肌肉收缩,这表明标本制作成功。利用 RM6240 生物信号采集处理系统,我们逐渐增大刺激强度,发现从 0.25 V 起肌肉开始收缩,这是阈刺激强度。继续加大刺激强度,肌肉收缩程度逐渐加强,至 0.34 V 后收缩程度不再加大,这是最大刺激。接着,我们添加了 20% 夹竹桃提取液,发现从 0.21 V 起肌肉开始收缩,这是新的阈刺激强度。继续加大刺激强度,肌肉收缩程度逐次加强,至 0.27 V 后收缩程度不再加大,这是最大刺激。我们得出结论:20% 夹竹桃提取物具有促进肌肉收缩的作用。随后,我们添加了 40% 夹竹桃提取物,发现它对骨骼肌标本有毒副作用。我们得出结论:低浓度的夹竹桃提取物可以促进骨骼肌收缩,但高浓度可能具有毒副作用。在实验过程中,我们遇到了一些困难,如寻找蟾蜍的坐骨神经困难时,我们从其小腿肌肉顺藤摸瓜;遇到股骨长度偏短无法固定时,我们剔除了股骨附近残余肌肉;当测量后图表显示紊乱无序时,我们给标本滴加任氏液湿润,并使其放松后再进行……

第二个实验中,我们观摩老师制作蛙心标本,并观察各种试剂的不同浓度下夹竹桃提取物对其的影响,通过查阅文献,探究可能产生的原因。我们发现钙离子浓度升高时,离体肠收缩力增强,原因为心肌收缩强度与钙离子正相关,钙离子浓度升高,促进离体肠收缩。钾浓度过高时心肌兴奋性、收缩性都下降,原因是钾离子与钙离子发生拮抗作用,抑制钙离子转运,细胞内钙离子浓度下降,收缩活动减弱。钠离子浓度的轻微变化,对心肌影响不明显。肾上腺素可使心率加快、传导加快和心肌收缩力增强。原因是与细胞膜受体结合,提高了细胞膜对于钙离子的通透性,胞内钙离子浓度变大,收缩活动增强。低浓度夹竹桃提取物对于离体蛙心有促进作用,较高浓度反而有抑制作用。原因可能为夹竹桃叶毒性产生毒副作用,对心脏活性产生抑制影响。

第三个实验中,我们制备家兔离体肠,并观察各种试剂的不同浓度下夹竹桃提取物对其的影响。我们发现分别滴加肾上腺素、钙离子、钾离子时,会抑制肠管收缩,曲线下降明显。通过查阅文献,了解到原因可能为使钙离子外流变多,细胞内钙离子浓度降低,收缩力减弱。添加乙酰胆碱时促进肠管收缩,原因可能是使钙离子通道开放,钙离子浓度因为内流上升,促进小肠收缩。添加夹竹桃提取液可促进离体肠收缩,浓度越高,促进作用越明显,但可恢复性也越弱,恢复性与其毒性有关。

在实验过程中,我们遇到了一些问题,如锌铜弓刺激标本收缩不明显、标本失活等,我们通过重新制作标本并经常滴加任氏液来保证标本活性。在家兔离体肠实验中,我们遇到了数据超过量程的问题,通过调整绳子松紧并重新实验来解决。

最终,我们得出初步结论:较低浓度的夹竹桃提取液具有促进肌肉收缩等作用,而浓度较高时,可能产生毒副作用。我还设计了后续试验,研究不同浓度大蒜提取液对离体心脏的作用,并进行了实验结果估计。

【活动感想】

这次工作站的经历让我学会了团队协作。我享受与同学们讨论、据理力争、思想碰撞的过程,并找到更好的方法;沉浸于集体奋进,力求数据的精确;兴奋于通过努力得到喜人的数据。一个团队需要一个指挥统筹的人,在这次实践中,我逐渐学会调动每个同学的积极性,让每个人都有所忙、有所得。

此外,我们认识到实验动物对人类科技创新、医药研发不可磨灭的贡献。我们应该物尽其用,不浪费;同时,满怀崇敬与敬佩。让我印象深刻的是一位女老师,每次实验注射麻药前都会轻抚动物,嘴里说着:"对不起啊,就痛一下,马上就好。"老师动作迅速,我们知道这是为了减轻它们的痛苦。

中医药是中国五千年的文化遗产,博大精深,原理主要在于阴阳调和、穴位相通。中药可能见效慢于西医,但旨在治本。接下来,我想进一步了解和学习中医药相关学科,将来致力于让人们在生活中养生,在饮食中调理治病。

最后,对于想要参与科创的同学,我持鼓励支持态度。国家需要青年一代站出来,从事创新工作。在科研途中,要严于律己、坚持不懈、细心勤恳,实验的每一步都要精益求精,得到最接近真相的结论。希望在研究探索之路上,无论遇到阳光还是阴雨,都不要放弃。创新需要一步一步往前走,每个人的一小步,就能让创新迈出一大步。

案例六:

【科研经历】

我有幸参加了上海中医药大学中医药实践工作站的学习,并选择了"复方丹参滴丸与中药麻黄的质量标准研究"作为我的研究课题。

选择这个课题的原因是多方面的。首先,我对医学领域有着浓厚的兴趣。

中医药理论博大精深,是我国悠久历史的一部分,与西医共同维护着人类健康。其次,在工作站的系统学习中,我对复方丹参滴丸中丹参素钠的含量测定和液相检测方法有了初步了解,希望通过实践来进一步掌握这些知识。我想通过高效液相色谱法(HPLC)来测定麻黄炮制品中盐酸麻黄碱与盐酸伪麻黄碱的含量,并探究不同炮制方法对麻黄中化学成分含量及临床效果的影响。这不仅能帮助我理解实验流程,还能提高我的理论分析能力和数据处理能力,逐步形成科研思路。

研究过程大致分为以下 4 个阶段。

第 1 阶段,主要是运用 HPLC 法来测定复方丹参滴丸中丹参素钠的含量。先后配制对照品溶液、样品溶液以及流动相,然后将溶液进行进样分析,记录保留时间和峰面积。实验重复多次后,对收集到的数据进行分析处理。

第 2 阶段,模仿运用 HPLC 法对乙肝扶正胶囊中盐酸麻黄碱和盐酸伪麻黄碱的含量进行测定。方法大致同上。

第 3 阶段,再次运用 HPLC 法对不同麻黄炮制品中化学成分的含量进行测定及比较。

第 4 阶段,利用生物实验对不同麻黄炮制品,以及麻黄不同提取部位对平喘发汗功效进行研究和比较,形成结论。

在课题研究过程中我们遇到了很多困难,幸而有工作站老师的耐心指导,最终问题一一解决。印象最深的是,在收集实验数据进行分析时,遇到过这样一个问题:由于本课题研究是在疫情期间进行的,因此无法进行真正意义上的实验,研究所需的数据大多来源于现有资料。在比较麻黄的不同炮制方法对平喘发汗功效的研究时,我发现明明是两组不同的实验,但两张表格中呈现的实验数据居然是完全相同的。这一点引起我的思考:是两次实验数据原本就相同? 还是这份资料记载有误? 我重新到网上查找了其他相关实验,期待能解开疑惑。可惜的是,这种实验开展得比较少,没有找到答案。怎么办? 请教老师后,给出的建议是:即使是文献资料中的结论也可能是经不起推敲的,所以在引用资料时应该特别审慎,在可能的情况下,要亲自验证;对于实验中出现的异常数据,不能听之任之或随意更改,而需要重复实验,深入分析,找到真正的原因;针对目前(实验不能开展,其他资料找不到)的情况,课题研究只能舍弃该组资料,重新设计实验方案。是啊! 严谨审慎,尊重客观事实,敢于批判质疑,追根究底才是对待科学研究应有的态度。后来在老师的帮助下,我对原有的研究方案进行了调整,重新开展研究。

【活动感想】

工作站的系统学习经历,不仅让我对自己喜欢的中医药相关理论知识有了比较深入的理解与认识,充分领略了中医药科学的魅力以及广阔的发展前景;更为重要的是,在课题研究过程中我深深地体会到了"严谨细致,踏实认真,实事求是,尊重客观事实"的科学精神。面对实验过程中收集到的"异常"数据,该怎么办?是忽略放弃、另外选择数据,还是认真对待并深刻剖析寻找原因?是为符合自己理论假说而随意修改数据,还是尊重客观数据重新设计实验?设计实验方法时该怎样操作?是只进行一两次实验,还是反复多次重复实验?遇到实验瓶颈时是放弃该项研究,还是转换思路寻找新的研究方向?这些各种各样的困难,我都一一经历,曾经我也茫然,也犯过这样那样的错误,所幸的是,在工作站老师的指导帮助下,我成功通过了考验,顺利完成了整个实验。

在科学研究的路上,在我们的日常学习中,都来不得半点虚假和马虎,只有踏实认真,耐心细致,求真务实,追根究底,永远葆有一颗探究之心,在认定的目标上执着前行,才能最终实现自己的梦想。相信有着探索精神和创新想法的你,也会和我一样,找准目标,锲而不舍地为之努力,一定会收获自己的"科创人生"。

案例七:

【科研经历】

在暑假期间,课题组的两位老师通过线上形式带领我们进行模拟实验操作。在这次线上虚拟仿真实验的学习过程中,我掌握了中药固体制剂中压片机的内部构造、安装、使用和清洁拆卸等知识。这让我对之前未曾接触过的固体压片技术有了初步了解,熟悉了新药研发的关键环节和基本思路,体验了工业制剂的流程,收获颇丰。

在工作站老师 4 个月的跟踪指导下,我完成了"小儿豉翘清热颗粒制备工艺优化及质量评价"这一课题。文献显示,超过 90％的小儿急性上呼吸道感染是由病毒感染引起的。小儿豉翘清热颗粒是医院常用于治疗此类疾病的药物之一,尤其对小儿感冒风热夹滞证效果显著。然而,由于药方中主要成分较多,部分中草药具有不良气味,对感官敏感的儿童来说难以接受,导致依从性极低。

在社会追求控糖趋势下,简单地添加甜味剂和香料掩盖药物味道的方法并不适用。因此,课题计划采用煎煮法提取有效成分,干法制粒法成型,并运用薄膜包衣技术,在防潮的同时掩盖不良气味,为小儿豉翘清热颗粒的制备工艺提供新思路。

中药颗粒剂制备过程中,湿法制粒法应用广泛,但其物理性能具有吸湿性。本课题将薄膜包衣技术应用于干法制粒法所制得的清膏粒之上,可起到防潮作用,便于后续加工、运输、贮存等。我小时候服用小儿豉翘清热颗粒时,因其极度令人不适的苦味和异味给我留下了深刻印象。然而,其突出的疗效正源于中药原料的选择,因此更改药方以改善异味并不可取。在这种情况下,选择运用薄膜包衣技术,采用甘露醇作为包衣材料,既能掩盖不良气味,带来舒适口感,又能提高中药颗粒剂的质量、成形性和流动性,实现一举三得。

完成课题研究的过程并不顺利。在繁重的学业压力下,我利用周末时间,通过老师提供的线上资源进行学习,以扩大知识面并获取课题灵感。然而,经过近1个月的苦思冥想,课题仍无明确思路。在老师建议下,我从日常生活中寻找切入点,最终发现了目标——令小时候的我苦恼不已的小儿豉翘清热颗粒,并以此展开自主探究。在中期答辩后,老师建议突出重点并添加质量评价部分。一个又一个的夜晚,我独自在房间中打开电脑检索文献、思考改进、撰写课题报告,终于在2周后依照老师的要求完成了课题,并在结题答辩中收获成功。

【活动感想】

我对科创的热爱始于孩提时期。小时候,我最喜欢的玩具是模拟电路,时常一个人在一堆花花绿绿的模拟电线前忙活,创造出属于自己的通路。小学,我时常要求父母带我去各大科技博物馆参观,获取知识。初中,我曾参加科幻画大赛、信息科技竞赛及科技创新大赛等科创竞赛,在认真参赛的同时,时常在比赛结束后前往他人的展位参观学习,发现自己的短板,拓宽眼界。进入高中后,怀着一如既往对科创的热爱,我加入了实践工作站的大家庭。虽然实践活动以线上为主,但是活动内容丰富,使我兴趣盎然。暑假学习中,我不仅接触了以往从来没有了解过的领域,近距离学习了中药制剂的工艺,还学习了新的文献阅读方法、了解了中医药论文的各类体裁及写作要求等。在进行拓展性研究时,虽然过程坎坷,但是最终选定了既是我感兴趣又兼具实用意义的课题。随后我独立完成研究,很有成就感。

在中医药实践工作站的学习中，我对未来有了更明确的目标。在高中阶段，我将选择化学、生物作为加三科目，并在大学以基础学科知识为支点，积极寻找生活中的不足，运用科学知识进行改造和创新，为人们带来便利。同时，我将保持谦卑和虔诚，时常向老师和身边的伙伴请教，以期取得更大的进步和突破。

科技创新是运用才学和能力造福他人，创造出使生活更便利舒适的产品。因此，如果热爱科学，就勇敢去尝试吧。只要不轻言放弃，用自己的双手和大脑创造出智慧结晶，你就会成为世界上最幸福的人。

图书在版编目(CIP)数据

扬帆启航勇于探索:青少年中医药科学创新人才培养实践/李赣,洪芳主编. —上海:复旦大学出版社,2024.10
ISBN 978-7-309-15968-4

Ⅰ.①扬… Ⅱ.①李… ②洪… Ⅲ.①青少年-中国医药学-人才培养-中国 Ⅳ.①R2

中国版本图书馆 CIP 数据核字(2021)第 197648 号

扬帆启航 勇于探索:青少年中医药科学创新人才培养实践
李 赣 洪 芳 主编
责任编辑/肖 芬

复旦大学出版社有限公司出版发行
上海市国权路 579 号 邮编:200433
网址:fupnet@ fudanpress.com http://www.fudanpress.com
门市零售:86-21-65102580 团体订购:86-21-65104505
出版部电话:86-21-65642845
上海丽佳制版印刷有限公司

开本 787 毫米×1092 毫米 1/16 印张 12.25 字数 201 千字
2024 年 10 月第 1 版
2024 年 10 月第 1 版第 1 次印刷

ISBN 978-7-309-15968-4/R · 1915
定价:59.00 元